Maurice Edmond Müller—In His Own Words

AO大师之路
——穆勒访谈实录

[加] Joseph Schatzker 著

彭阿钦 译

王鹏程 审

U0251129

山东科学技术出版社

图书在版编目（CIP）数据

AO 大师之路：穆勒访谈实录 /（加）约瑟夫·
夏茨克（Joseph Schatzker）著；彭阿钦译 . —济南：
山东科学技术出版社，2020.8
ISBN 978-7-5723-0377-7

Ⅰ . ① A… Ⅱ . ①约… ②彭… Ⅲ . ①骨疾病 – 治
疗Ⅳ . ① R68

中国版本图书馆 CIP 数据核字 (2020) 第 128262 号

版权登记号：图字 15-2020-188

AO 大师之路：穆勒访谈实录
AO DASHI ZHI LU: MULE FANGTAN SHILU

责任编辑：韩　琳　崔丽君
装帧设计：魏　然

主管单位：山东出版传媒股份有限公司
出 版 者：山东科学技术出版社
　　　　　地址：济南市市中区英雄山路 189 号
　　　　　邮编：250002　电话：（0531）82098088
　　　　　网址：www.lkj.com.cn
　　　　　电子邮件：sdkj@sdcbcm.com
发 行 者：山东科学技术出版社
　　　　　地址：济南市市中区英雄山路 189 号
　　　　　邮编：250002　电话：（0531）82098071
印 刷 者：济南新先锋彩印有限公司
　　　　　地址：济南市工业北路 188–6 号
　　　　　邮编：250101　电话：（0531）88615699

规格：16 开（170mm×240mm）
印张：15　字数：215 千　印数：1~2000
版次：2020 年 8 月第 1 版　2020 年 8 月第 1 次印刷
定价：98.00 元

前　言

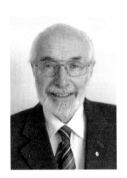

Joseph Schatzker

　　1965 年，Maurice Müller 作为特邀演讲人来加拿大多伦多市出席每年一次的骨科康复论坛。也就是在那个时候，他创造的新颖和充满争议的骨折治疗理论才开始被北美骨科同行所知晓。因为没人知道 Müller 教授能否用英语演讲，而我又会说德语，所以会议的组织者 Edward Simmons 医生指派当时还是骨科住院医生的我作为 Müller 教授的向导兼翻译。在给 Müller 教授当翻译并聆听他演讲的那一周，我的眼界被彻底打开，看到了一个完全不同的、充满希望的骨科世界。我下定决心，一定要跟随他学习。当我获得了出国学习的奖学金后，我把外出学习的这一决定告诉了多伦多市的骨科教授 Dewar 医生。他虽然对新理念持开放态度，但仍然对 Müller 教授的新理念充满质疑。"我经历了两次外科领域轰轰烈烈的创新运动，但它们都失败了。"他说，"去吧，你早晚会把这一理论从脑海中删除。"

　　我很幸运，1967 年在瑞士和 Müller 教授一起工作。当时他和他的同事们正在编写第一版的《AO 手册》（AO 来自德文 Arbeitsgemeinschaft für Osteosynthesefragen，即内固定研究学会）。Müller 教授让我把《AO 手册》由德文翻译成英文。那段时间我每天都和 Müller 教授密切接触，沉浸在 AO 理论和技术的学习之中。我最终还是没能"把这一理论从脑海中删除"。由我翻译的第一版《AO手册》的英文译本于1970年出版，随后其他Müller教授著作的英文译著也接连出版。我和Müller教授就很多项目开展合作，这占据了我职业生涯中很大一部分时间。我们之间的最后一次联系是在2005年。

我知道AO骨折内固定方法的成功主要归功于Müller教授的才华：归功于他对新的治疗方法永不停息的探索，发现新观点、新技术并使之不断改进的能力，发明和设计新的手术器械的天赋，坚持新的手术技术必须获得实验和数据支持的理念，以及无可挑剔的文档记录习惯和出色的教学能力。Müller教授转变骨折治疗理念，开拓髋关节疾病外科手术的故事尤为精彩。这些故事讲述了一个天才的外科大师，如何以他的发明创造，开启了外科领域的一场革命。这场革命最终席卷全球，使整个世界变得更加美好、健康。我觉得这些故事应该告诉后人并永远传颂。

因此，2000—2004年，我对Müller教授关于他的生活和工作进行了一系列采访。第一次是2000年12月在达沃斯，最后一次是2004年6月在伯尔尼。我们的谈话有时是1天，有时是3天，共录音150小时。Müller教授十分肯定这项工作的历史意义，总是乐此不疲。每次谈话结束，我们都要确定下次谈话的主题，这使得他能够重新复习相关记录，唤起他的记忆。由于资料记录很齐全，Müller教授对大部分历史事件都能准确回忆，并且总是打电话给跟随他多年的私人秘书Eleonore Moosberger，不停地询问并最终落实。

本书由这些访谈的内容整理而来，也是Müller教授用他自己的话，对他一生的回忆，更是对他怎样发动骨折治疗的革命、推动重建手术改进以及开创全髋置换手术进行的最生动和最直接的说明。当然，这些采访内容是他自己对那段历史的表述。毫无疑问，其他人会有自己的看法。但是，因为Müller教授是手术治疗骨折的主要倡导者，正是他提出了骨折的内固定原则，他的贡献最终促成了AO组织的成立，所以他对AO早期历史的解说是至关重要的。通过这些访谈，我们能够亲耳聆听Müller教授的声音，欣赏他的性格、人格魅力、决心、自律、眼界、天资和超凡的自信。Müller教授并不喜欢谦虚，就他的成就而言，他也没有什么理由非谦虚不可。

本书的内容编排保留了采访的形式，我先提出一个问题，然后Müller教授回答。他的回答往往很详细，描述了他的思想和成就的发展过程，通常还添加一些奇闻轶事，使叙述变得生动活泼。访谈是用德语进行的，我再把它们翻译成英文，削繁去冗，最终按时间顺序进行编排。穿插于书中的楷体部分是我对他谈话内容的解释。在 Müller 教授人生故事的最后一段，我未采用采访的形式编排，而是用我自己的话对访谈结束后的几年做了总结。

为了帮助读者更好地欣赏 Müller 教授及其同事的杰出成就，我对 20 世纪中期之前的骨折治疗史做了一个简单概括。自那之后，AO 理论以星火燎原之势，席卷全球。

Müller 写给 Schatzker 的信

亲爱的 Joe：

　　在我 80 岁生日聚会上，你的演讲和幻灯片精彩绝伦！我对你的感激无以言表，祝贺你！

　　你的演讲使我觉得我们应该为后辈们写一本书。你和夫人 Valerie 送给我的生日礼物，那幅本地画家 Michael Robinson 先生的大作"寻找灵魂"高悬于我的卧室，成为我 80 岁生日的纪念，让我久久不能忘怀我 80 岁的生日。

　　毫无疑问，你是我最优秀的学生，我为你而骄傲。我希望你作为 AO 基金会的主席，能为 AO 组织做一些特殊的贡献，我会全力支持你。我也要与时俱进，很快就会有我自己的 E-mail 地址了，到时候我们联系就会更加方便了。

你的挚爱，

Maurice.

致　谢

感谢我的妻子 Valerie 对我的帮助。作为一名经验丰富、著作颇丰的历史学家，她帮我做了许多访谈和手稿的编辑工作。

感谢 Müller 教授的女儿 Janine Aebi-Müller 女士，她慷慨地提供了许多有关 Müller 教授工作和生活的珍贵照片，并对照片的年代进行了认真审核。

感谢 AO 战略基金会和 AO 教育学会，尤其感谢项目出版经理 Vidula H Bhoyroo 先生的帮助。

书中篇章页上 Müller 教授的肖像是由瑞士伯尔尼市金德尔博物馆提供的，其用来纪念 Müller 教授 100 周年诞辰。

译者序

本书作者 Schatzker 教授于 1965 年与 Müller 教授相识，当时 Schatzker 还是一名多伦多大学的住院医生，从此开启了两人长达 40 余年的交流与合作。他们的关系也从师生发展成学术伙伴和亲密的朋友。Schatzker 教授曾任第五届 AO 基金会主席，是 AO 理论在北美最早的传播者。他曾将第一、二版《AO 手册》由德文译成英文，并连续 25 年在美国骨科医师年会上举办内固定讲座，为 AO 理论在北美和欧洲的普及做出了巨大的贡献。

我于 2005—2006 年在多伦多大学 Sunnybrook 医院跟随 Schatzker 教授学习 1 年。他曾对我说，他处在 AO 创始人和后来者之间的位置，对 AO 的早期发展有较深入的了解，并说他准备写一本关于 AO 发展史的书，将 AO 的历史完整地告诉后来人。这种使命感正是本书的写作背景。一晃十几年过去了，期间我多次询问该书的写作进展，他总是回答说："还在写。"

2018 年 10 月，他告诉我那本书出版了。在当年达沃斯举办的 AO 培训班上，一天就售出了 300 册。我随即从 AO 网站上下载了这本书，一口气读完。在 Schatzker 教授的斡旋下，几经周折，AO 基金会终于同意了我们将该书翻译成简体中文的请求。

这本书以 AO 组织主要创始人 Müller 教授的生平为线索，详细记录了 Müller 如何从一名普通的住院医生成长为骨科领域的巨星，并开启了 20 世纪下半叶骨折治疗领域的一场革命。该书同时介绍了 AO 组织从小到大、由弱到强的发展历程和成功秘诀。我个人的成长经历表明，当你刚开始从事创伤骨科的工作时，你的精力可能主要集中在如何使用钢板和髓内钉固定骨折上。随着年龄的增长和临床经验的逐步积累，你会在某一天突然想到，这些五花八门、精巧别致的内固定器材到底是谁发明、创造的？这些金科玉律般的接骨原则又是如何被发现、总结的？其中经历了怎样曲折、复杂的过程？

Müller 为什么能成功？为什么不是其他人？这本书恰恰回答了这些疑问。

Müller 并不是我们想象中的天才，其成长过程也绝非一帆风顺。他善于思考和学习，乐于接受新鲜事物并勇于创新。每见到一项新技术，他都会很快掌握，并研究如何将它进一步改进。他重视临床资料的收集、整理和基础研究，强调每一种新的内固定器材都要经过临床验证。他团结同道，组织能力超强，并且乐于奉献，将其价值几百万美元的发明专利全部无偿贡献给AO 组织。他高瞻远瞩，重视团队建议，重视教育和治疗理念的推广，使 AO 理论的支持者遍布五大洲，从而使 AO 组织由一个小小的民间学术团体，发展成为引领骨折治疗发展趋势的超级组织。Müller 和 AO 组织的成长之路，对于今天的我们仍有重要的借鉴作用。这就是我读完这本书后的感想。

本书据 Müller 的口述资料整理而成，书中的某些段落难免存在重复、跳跃、指向不明，但瑕不掩瑜，真实、鲜明和生动正是口述整理的特点，既有历史的厚重，又有现实的鲜活。它仿佛带我们回到了百年前风云变幻的骨科世界，纵观骨折治疗的变化发展，仰望繁星般熠熠闪烁的各位大师，跟随他们一起成长，了解他们在骨科发展史中扮演的角色，欣赏他们在历史舞台上的精彩表演。

回顾 Müller 的成长历程，了解 AO 组织的发展史，从大师的经历中汲取营养，得到启发和借鉴，结合自己的具体工作，获得新的动力和方向，使自己少走弯路，尽快成长，最终学有所成，这就是学习历史的目的，也是我翻译此书的初衷。

感谢我的学生徐国辉、张彦龙、张胜、李凯、韩波和李斌在文稿整理、校对和编排过程中所付出的辛劳，感谢 AO 中国区河北省委员会主任委员王鹏程教授对译文的逐字审阅、修改，使文字更加通顺和流畅。

由于工作繁忙，时间仓促，水平有限，加之对瑞士人文地理及医学教育体制了解不够深入，译文中难免有疏漏之处，望各位读者批评指正。

彭阿钦

2020 年 7 月于石家庄

目　录

1 / 20 世纪前半叶骨折治疗简史

7 / Müller 教授访谈实录

第一个20年

8 / 家庭背景和童年

13 / 青年时代

16 / 结婚

20 / 洛桑

23 / Müller 教授访谈实录

第二个20年

24 / 服兵役

26 / 大学时代

27 / 洛桑 1937—1944

32 / 临时代理医生

39 / 外科初级住院医生

44 / 埃塞俄比亚

47 / 埃塞俄比亚归来：利斯塔尔（Liestal）1947—1949

50 / 国外游学：访问欧洲骨科中心

52 / 莱顿市的 Van Nes 医生

53 / 访问 Danis 医生

58 / 返回瑞士

60 / 弗里堡

63 / Charnley 加压外固定架的改进

65 / 巴尔格瑞斯特临床医院（1952—1957）

68 / 苏黎世哈里斯兰登（Hirslanden）私人诊所（1957—1960）

71 / 创建新学派的初步想法

74 / 遇见 Robert Schneider（1952）

78 / 结识其他医院的医生

82 / 巴尔格瑞斯特会议（1956）

85 / 1957 年秋，第一次遇见 Martin Allgöwer

88 / 1957 年冬，第二次遇见 Martin Allgöwer

89 / 1958 年，第三次遇见 Martin Allgöwer

91 / 在丘尔市召开学术研讨会，1958 年 3 月 15—17 日

94 / 接骨研究学会

96 / 设计新的手术器械和内植物

101 / 第一次遇见 Robert Mathys 和随后的合作

103 / AO 组织早期的财务安排

105 / 创建 AO 组织

107 / 建立研究实验室和资料中心

110 / 早期的财政支持

111 / Müller 教授访谈实录

第三个20年

112 / 成立 AO 组织：1958 年 11 月 6 日

114 / 瑞士 AO 早期的学术交流会

116 / 圣加伦的新医院

121 / 首次北美之行：1959 年 6 月

127 / 美国归来：圣加伦医院的职位

128 / 1960 年：不平凡的一年

129 / 瑞士外科学会年会：1960 年 5 月

130 / 圣加伦医院的职务任命

131 / 第二次美国之行：1960 年 9 月

134 / 在圣加伦医院开始工作

137 / 瑞士外科学会召开的一次不寻常的会议：1960 年 11 月

140 / 首届达沃斯 AO 培训班：1960 年 12 月

144 / AO 的财政结构和辛迪思公司的诞生：1960 年

147 / AO 技术委员会（AOTK）的成立：1961 年

149 / 在圣加伦医院的成功

151 / 在圣加伦建立医学院的想法

154 / 选择

160 / 1965 年建立普罗克（Protek）基金，1967 年建立普罗克公司（Protek AG）

162 / 设计髋关节假体

169 / 1967 年 4 月 15 日，到伯尔尼工作

172 / 筹建默滕斯特拉斯（Murtenstrasse）35 号

174 / AO：继续发展

179 / 与生产厂家签订的第一份合同

181 / AO 国际部的开始

182 / 商业和财政事宜

184 / Synthes 有限公司

186 / 美国 Synthes 有限公司

189 / AO 基金会

193 / 从 AO 基金会董事会辞职

196 / 出售 Protek AG

198 / SICOT

200 / 继续教育

202 / 骨折的分类

205 / 最后的时光

206 / 最后的时光

211 / 后记

212 / Müller 的成就

218 / Müller 的国际影响力

223 / Joseph Schatzker 简介

20 世纪前半叶骨折治疗简史

在 20 世纪前半叶，对于骨折治疗与研究最具影响力的外科大师是奥地利的 Lorenz Böhler 教授和英国的 Reginald Watson-Jone 教授。得益于第一次世界大战所积累的骨折治疗经验，Böhler 提出了骨折保守治疗与病人康复的原则。他把自创的治疗方法融入一个高效的医疗体系中，可以同时治疗很多病人。第一次世界大战后，Böhler 成为维也纳第一个创伤医院的院长，并于 1929 年出版了他的名著《骨折治疗学》。Reginald Watson-Jones 于 20 世纪 20 年代后期，在英国奥斯沃斯特（Oswestry）什罗普郡（Shropshire）骨科医院做骨科顾问，于 1940 年出版了他的名著《骨折与关节损伤》，该书被讲英语国家的骨科医生奉为"圣经"。Böhler 和 Watson-Jones 医生都是骨折保守治疗的鼻祖，他们的治疗效果是骨折保守治疗的顶峰。

骨折的手术治疗，起始于钢丝环扎和钢板固定。第一种治疗骨折的钢板始见于 18 世纪 80 年代中期。虽然钢板的设计不断更新，但骨折治疗的效果并无明显提高，因为应用钢板的技术并无明显改进。那时的切开复位内固定不仅易导致感染，而且由于固定不坚固，术后患肢仍需石膏外固定。病人术后并发症也较多，最常见的是关节僵直，骨不连与感染也不少见。骨折的手术治疗使病人面临两方面的风险，即外科手术的常规风险和骨科手术特有的风险。但凡事皆有例外，例如股骨颈骨折和转子间骨折的切开复位内固定手术，不是手术本身有多么的成功，而是病人由于术后能早期活动，缩短卧床时间，使得生存率大为提高。股骨颈骨折保守治疗常导致骨不连。对于老年人，长期卧床和石膏固定的死亡率较高，而骨折的手术治疗虽然对病人有一定的风险，但由于术后可以早期活动，生存率明显提高。

德国医生 Gerhard Küntscher 并不是第一个用髓内钉治疗骨折的医生，

但是由于他对髓内钉的设计和植入技术的改良，使得第二次世界大战初期髓内钉技术发生了革命性的改变，使髓内钉对长骨骨折的治疗前进了一大步。Küntscher 惊奇地发现，用他发明的髓内钉治疗过的受伤的美国战俘，被释放后又重返战场。很明显，髓内钉使长骨骨折病人免去了牵引和石膏固定的痛苦，使病人早日恢复功能。一些美国医生设计了他们自己的髓内钉，但是由于当时手术技术的教学几乎不可能存在，其他医生无法复制他们的成功。由于失败率过高，这项技术终被弃用。

直到 20 世纪中期，对于长骨骨折的治疗，如胫骨骨折，大多采用长腿石膏固定，6 周或 6 周以后再改成膝下石膏固定。伤后 10~12 周几乎不能负重。胫骨骨折的病人，踝关节和距下关节功能很难恢复正常，经常遗留轴向和旋转畸形，有时还会有明显的患肢短缩。长期石膏固定导致很多并发症，形成所谓的"石膏病"。

既往股骨干骨折几乎无一例外地采用 12~16 周或更长时间的牵引治疗。牵引的时间主要决定于骨痂的多少和骨折端的稳定性。牵引结束后，患肢改为髋人字石膏固定，然后再改成坐骨结节负重的长腿石膏固定，此时病人才可以逐渐开始增加患肢的负重。治疗周期通常为 6~8 个月。除了卧床的并发症，还有其他一些严重并发症，有时会导致死亡。大部分股骨骨折的病人需要接受 12 个月或更长时间的物理治疗，以使僵硬的膝关节和萎缩的肌肉得以恢复。采用这种治疗方法，病人永久性伤残的发生率很高，而在康复过程中也可能发生医源性永久性伤残。

肱骨干骨折通常采用从腋部到手的长臂石膏固定，固定时间最少 3 个月。前臂双骨折先用自腋部到腕掌关节的长臂石膏固定，如果治疗进展顺利，一段时间后可改为肘下石膏固定，使肘关节能伸屈活动，但前臂和手腕仍需继续固定。这样的治疗常导致腕关节僵硬，且前臂旋前或旋后功能部分丧失。在治疗期间如果骨折发生移位，则需用克氏针或 Rush 针固定，但术后仍需石膏固定，治疗结果并无改进。

关节内骨折也采用切开复位内固定治疗，但并发症更多，尤其是关节僵直更为常见。由于骨折固定不牢固，术后仍需石膏固定，以避免骨折片移位或内固定松动。如果关节内骨折术后发生移位，则不可避免地会发生关节僵直、疼痛以及创伤性关节炎。

由于合并软组织损伤，开放骨折的治疗结果更为糟糕。不仅感染的发生率高得无法接受，而且石膏固定的并发症发生率也很高。

既往的骨科重建手术，由于需要截骨，术中或多或少需要一些内固定，但术后仍需石膏固定，否则截骨端必然会发生移位，从而发生畸形愈合而导致手术失败。

因矫形而截断的骨由于需要长时间的固定，即使没有继发深静脉血栓，也常导致肢体的僵直和肿胀，而深静脉血栓的发生率往往很高。由于肌肉等软组织、骨和软骨都发生萎缩，关节多会发生僵直。反射性交感神经营养不良综合征（局部慢性疼痛，Ⅱ型综合征）并不少见。实际上，长期卧床导致的并发症不可小觑。

骨折的保守治疗还可导致严重的社会经济问题。收治一个股骨骨折的病人意味着急诊治疗床至少被占用 3 个月。胫骨骨折的病人通常也需要住院至少 1 周。一些复杂的胫骨骨折通常需要牵引 6 周，然后再换成长腿石膏固定。因此，从治疗角度来看，下肢长骨骨折的治疗是一个大的负担；从社会角度看，劳动力丧失时间是惊人的，而最终的治疗结果却往往很差。

在那个时代，循证医学尚未诞生，对治疗结果的分析更无从谈起，治疗结果的判定标准尚未提出，并发症的发生率也无人统计。有关治疗结果的相关信息，不包括致残率和死亡率，只能从为病人提供伤残保险的保险公司得到。SUV(Schweizerische Unfall Versicherung)是瑞士著名的意外伤害保险公司，它提供的统计数据表明，股骨、胫骨和其他大关节骨折的永久致残率相当高。直至第二次世界大战初期，股骨开放骨折的死亡率仍然很高。在 Thomas 支架上进行牵引，配合使用 Person 膝关节垫，可明显降低股骨开放骨折的感染率。当然，在第二次世界大战末期，抗生素的广泛使用，也对降低开放骨折的感染率起到了关键作用。虽然病人的生存率获得提高，但患肢的功能并无明显进步。

外固定架对骨折的治疗也起到了一定的积极作用。它在第二次世界大战和其后一段时间曾风靡一时，但针道感染这一严重并发症使其适应证变得很窄。

既往在北美和欧洲，骨折病人是由普外科医生治疗的，而骨科医生负责治疗脊髓灰质炎的后遗症或先天及获得性畸形，如脊柱侧弯、骨与关节感染及退行性病变。当时髋、膝关节退行性骨关节炎和现在一样很常见，但很少进行手术治疗。髋关节炎通过股骨转子间截骨来治疗。时至今日，McMurray 转子间截骨仍然应用，但术后不再用髋人字石膏固定。当时在转子间截骨后，常用 Cassel 等发明的方法进行内固定，但固定效果很差。由于此方法无法对股骨近端提供稳定固定，截骨的精确性很难保证，不仅截骨端的位置难以维持，骨不连的发生率也很高，甚至可高达 50%。

膝关节周围截骨后为了维持对位和确保愈合，也需要长腿石膏固定。有时截骨端用"门形钉"固定，但效果较差，通常需要辅以石膏外固定。

北美的骨科治疗水平和英国没什么不同，因为在讲英语国家，他们之间通过出版物和个人交流来进行学术上的沟通。在北美，人们对生物力学这门将工程学原理与知识应用于骨科的科学的理解尚处于萌芽状态。来自德国亚琛（Aachen）的 Friedrich Pauwels 医生，在第二次世界大战之前就发表了有关骨的材料结构和生物力学方面的论文，但他的文章没有被翻译成英文。来自瑞典哥德堡的 Karl Hirsch 作为一代先驱，率先开展了骨生物力学方面的研究与教学。由于 Hirsch 主要对脊柱感兴趣，他关于脊柱生物力学方面的理念，经过相当长的时间才被其他专业的骨科医生所采纳。Albert H Burstein 和 Victor H Frankel 是美国生物力学领域的先驱，他们的工作也通过一个较长的过程才被人们接受，刚开始并未产生多大的反响。

在内固定技术尚处于初始阶段时，有关骨科手术的巨型教科书《坎贝尔骨科手术学》于 1961 年出版了，但它关于骨折内固定原则的部分只有 3 页。受无菌术、冶金术、麻醉和抗生素的限制，骨折手术治疗的最初发展并不顺利。然而，这些障碍中的大部分在第二次世界大战后被克服了。

在第二次世界大战期间，除了 Küntscher 医生发明的髓内钉技术，在骨折治疗方面没有什么其他的进展。大多医生采用保守，甚至极端保守的方法治疗骨折。甚至杰出的 John Charnley 医生，在他 1961 年出版的经典著作《常见骨折的保守治疗》（第三版）中也认为，关节骨折应该行切开复位内固定，但由于该技术尚不成熟，不能作为常规方法推荐。可见，在 Müller 教授及其同事们开始推广手术治疗骨折的理念时，整个世界对于他们的做法充满了"敌意"。

人们很难想象，仅仅在 60 年之前，骨科的标准治疗方法竟然是那样的。Müller 教授及其同事开启了骨折治疗领域的一场革命，彻底扭转了人们的观念。时至今日，标准的 AO 治疗方法和 AO 理念不再被认为是一个新奇的、危险的、不负责任的和后果严重的"歪理邪说"，它成了骨折治疗的标准方法，Müller 教授已经实现了他的理想。

Müller 教授访谈实录

第一个 20 年

家庭背景和童年

当我看到他沮丧的表情时，便暗自发誓，一定要成为一名医生。自此之后，这一信念从未动摇过。

Joe Schatzker（JS）：你 80 岁时曾对我说，你的生活以 20 年为一个阶段，那么咱们从你生活的前 20 年开始吧，你能告诉我一些关于你和你的家人的故事吗？

Maurice E Müller（MEM）：我于 1918 年 3 月 28 日出生在瑞士比尔（Biel）市郊外比尔湖畔的一座美丽的房子里。我父亲也是在那里出生的。我们家的两边一面是山，另一面是湖（图 1）。

1850 年，铁路铺到了比尔市，所有的食物和商品都由火车运来。这些物资卸下火车后被储存起来，然后由马车分发到各地。我的祖父是德裔瑞士人，他于 1873 年从德国的沃尔克威尔（Volkertswil）来到瑞士的比尔市。我祖父的父亲有一个磨坊（mill），因此我们家的德文姓氏为 Müller。祖父是家庭子女中最小的一个，但他很有商业头脑，他请求他父亲让他搬到比尔市去做生意。他很成功，很快富庶起来。他把比尔湖边的大部分土地都买了下来。我仍然记得我儿时的印象，他的企业很大，有高楼和许多马车，但 20 世纪早期汽车的出现，使他的公司面临厄运。开始公司的业务量只是有所下降，但在第一次世界大战后，随着汽车越来越普及，公司的业务进一步下滑。我祖父也逐渐变老，连生活都需要他人照顾。

我父亲 Moritz 于 1890 年出生（图 2）。他是一个伟大的赛艇运动员，他获得过 10 届瑞士赛艇冠军和 1 届欧洲亚军。过去在瑞士，家庭成员中只有最年长的儿子才能继承父母的房产，其他人什么也得不到。我父亲是 6 个子女中最年轻的一个。意识到这种情况后，在他

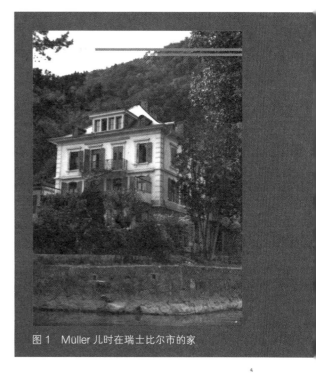

图 1　Müller 儿时在瑞士比尔市的家

15 岁时，他对他父亲说："我在瑞士没有未来，我想去美国投奔我的大姐。"她当时和瑞士驻美国的一个领事结婚，住在美国密苏里州的圣路易斯市。"我想去美国学习，你能在经济上给我一些帮助吗？"我祖父答应了他的请求，

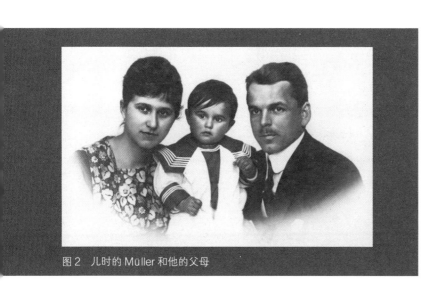

图 2　儿时的 Müller 和他的父母

但条件是一旦欧洲发生战争，他必须回来参加瑞士军队。1905 年，我父亲得到了 200 瑞士法郎，这在当时的瑞士是一大笔钱，但在美国却只相当于 50 美元。因此，从一开始他就过上半工半读的生活，以赚取寄宿费。他开始在一家旅馆洗盘子，暑假期间到位于加利福尼亚的萨特（Sutter）公司打工，那是第一家瑞士人开的金矿。我父亲艰难度日，2 年后高中毕业。17 岁上大学后，他决定学习医学。

他只用了 3 年时间就从医学院毕业。1910 年，在他 20 岁时成为一名医生。他开了一家诊所，但每天只工作半天，其余的时间用来继续学习，打算将来成为一名外科医生。他信守对父亲到瑞士军队服役的承诺，于 1911 年利用假期返回瑞士，进入了军官学校，成为一名装甲部队的下级军官，然后返回美国继续行医和学习。在 1914 年第一次世界大战爆发时，他找借口没有回国参军。但在 1916 年❶，瑞士发布第二次战争动员令时，美国也几乎同时宣战，他再也没有借口滞留美国，便很快返回瑞士，开始在装甲部队服役。

当他所在的小规模装甲部队移防到比尔市去保卫一个教堂时，他遇见了我的母亲 Violette Huguenin，她当时就在那个教堂拉小提琴。我不知道他们俩一开始是怎么彼此交流的，因为我母亲只会说法语和意大利语，而我父亲只会讲德语和英语。他们的沟通很流畅，并很快决定结婚。两个家庭都反对这桩婚事，因为一个是德裔瑞士人，一个是法裔瑞士人，两个家庭的文化背景和风俗习惯迥然不同。尽管遭到了家庭的反对，这两个年轻人仍然固执己见，并逐渐占了上风。按照当时的习惯，一旦他们结婚，我父母必须住在我祖父家。尽管住在德裔瑞士人的房子里，个性鲜明的母亲仍然坚持在自己的家中必须说法语，所以我父亲不得不开始学法语。我父母所在的两个家庭从来没有在一起聚会过，因为我母亲不让说德语的人进入她的家。我们和母亲的法语家庭过圣诞节和其他节日，很少参与父亲家庭的活动。

---

❶ 在 1916—1917 年的冬季，瑞士军队的规模从 3.8 万人增加到 10 万人。

在瑞士军队服役结束后，我父亲发现我祖父公司的生意逐渐萧条。由于祖父日渐年老，他需要孩子们的帮助来打点生意。但我父亲的兄弟姐妹无人愿意经商，他们只会花钱而不会挣钱，反而向我父亲施压来破解面临的困局。虽然我父亲是子女中最年轻的，但他办事最可靠且吃苦耐劳。他知道想成为一名外科医生的梦想破灭了。如果他想恢复他的医学生涯，就必须在瑞士重读高中和大学。而此时他正被公司的业务缠身，无法挣脱。在我 12 岁那年，我记得我父亲满脸痛苦和失望，把所有的医学书烧掉。当我看到他沮丧的表情时，便暗自发誓，一定要成为一名医生。自此之后，这一信念从未动摇过。

我母亲的曾祖父是从瑞士说法语的纳沙泰尔（Neuchâtel）市来到比尔市的。当时纳沙泰尔的主要工业是制造钟表，所以他开了一家制表厂。在 17 世纪的瑞士，制表业仍然是一种家庭手工业。人们只购买零件，在家中组装完毕后，再对外销售。刚开始，有大约 2 000 名信奉胡格诺派（Huguenot）的人从纳沙泰尔市来到比尔市制造钟表。当地人对他们的到来感到很高兴，因为比尔市当时没有工业。刚开始比尔市的居民主要讲德语，但很快就讲德语和法语两种语言了。但两大族群并没有融合，德裔瑞士人并不打算和说法语的瑞士人通婚。

我母亲的家族姓氏为胡格宁（Huguenin）。他们是胡格诺派教徒❶，他们制造的钟表品牌为胡格诺通（Huguenotten）。她祖父的意大利血统来自他的母亲。由于祖父早年去世，她对祖父没有任何印象，但她家族的意大利血统可能解释了我的皮肤为什么这么黑。我母亲是子女中最小的一个，由她姐姐带大。在那个年代，孩子们的父母年龄都不大，很多孩子的母亲在生产时不幸去世了。每个家庭的构成都是不一样的。母亲的曾祖父和他的第一任妻

---

❶ 胡格诺派教徒是对法国新教徒的称谓，他们受约翰·加尔文的思想影响很深。在法国，天主教对新教徒的迫害在 1562—1598 年升级为宗教战争。1598 年，南特敕令恢复了胡格诺派教徒的公民权利，战争也随之结束。在路易十四统治期间，对新教徒的迫害再次开始，最终于 1685 年导致南特敕令的废除。数千胡格诺派教徒逃至其他国家，很多人定居在瑞士某些地区，比如纳沙泰尔。

子生了一个孩子后，妻子不幸离世。因为需要一个女人操持家务，他就写信给仍在老家的兄弟，托他帮忙物色新妻子。那时他才 20 多岁。后来他兄弟回信说找到了一个合适的人选，他就返回家乡，2 个月后就结婚了。每个家庭必须有一个女人来处理家务，事情就这么简单。

我父亲决定留在瑞士，他和兄弟姐妹们签署了书面协议，独自接管了家族企业。第一次世界大战后，由于汽车数量的增加，我祖父的货运公司业务量急剧下降。鉴于这种情况，我父亲关闭了货运公司，并于 1927 年建立了一个工厂，专门在包装纸上印商标或图案。由于他纪律严明，工作勤奋，工厂很快就生意兴隆，我们的生活也逐渐富裕起来。

青年时代

> 我并不是人们想象中的好学生，我只是在
> 一些需要死记硬背的学科中成绩不错。

MEM：我 6 岁开始上学（图 3），学校是在 4 月份开学。因为我是 3 月份出生，所以在班级里我年龄最小。尽管如此，我的各方面表现都遥遥领先。我父亲是个强有力的领导，随着我年龄的不断增长，他和我都意识到，虽然在子女中我年龄最大，但我并不适合接管他的生意。这并不是说我没有经商的头脑，只是由于我们个性都非常强烈，很难在同一个公司和平相处。他对我学医并不特别热心，但当我决定上医学院时，他还是给了我经济上的资助。

我并不是人们想象中的好学生，我只是在一些需要死记硬背的学科中成绩不错。后来我的物理、数学和代数成绩都很好。我的语言学科成绩很糟，但由于我的记忆力很好，很容易就把法语诗歌背熟了。时至今日，我能连续数小时背诵高中时期学习的诗歌。我在中学时也学德语，但只是把它当作和拉丁语一样的外语来学习。一开始我的德语学得并不太好，但通过努力，学习成绩不断提高。高中毕业后我就上了大学。

我父亲从来不和我们这些子女们一起玩游戏，但积极鼓励我们参加夏季和

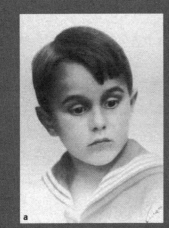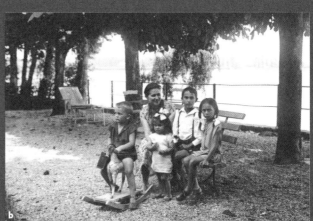

图 3
a. 儿时的 Müller
b. 儿时的 Müller 和母亲及兄弟姐妹

冬季的特色运动，如滑雪。我父亲喜欢划船，也让我划船。然而在学校，我是长而窄的四人单桨有舵艇的舵手，而我父亲总是划双人无舵艇。我的上肢和腿部力量不足，无法成为一名好的划船手，但我体重较轻，作为舵手很合适。

我们家从来没有和父亲一起过过节日，我们都习以为常。我们也经常外出活动而没有父亲的陪伴。他总是自己过节。他为了生意而四处奔波，大部分是去瑞士各地。他是一个汽车迷，总是开着比尔市跑的最快的车。由于我父亲很受女人的欢迎，母亲因此非常烦恼。他从来没有带一个女性朋友回家，但她怀疑他和他最好的朋友的妻子有染。她不知道如何处理这种关系，在痛苦和不幸中，她越来越信奉宗教，几乎成了一个宗教狂热者。她总是生病。年轻时，她患过黄疸。她的肝脏很大，而且像石头一样硬，因此总是体弱多病。

在我结婚后，我总是和我的 3 个孩子待在一起。他们是 Jean-Pierre、Janine 和 Denise。每年夏天和各种节日，我们都在一起度过（图 4）。冬天我们通常租一个小木屋，以供滑雪时居住（图 5）。尽管这样，我妻子 Marty 总认为我和孩子们在一起的时间不够长。孩子们都很高兴，各人有各自的兴趣。因为我接受过山地向导的训练，所以我教他们爬山，而他们都渴望学到这门技能。他们自己的孩子很年轻时就成了运动员和滑雪教练。我女儿 Janine 的孩子们都是滑雪教练，这和家族的传承是分不开的。

我母亲生于 1894 年，1982 年在她 88 岁时去世。我父亲比母亲大 4 岁，生于 1890 年，卒于 1972 年，享年 82 岁，比我母亲早去世 10 年。在他生命的后期，不仅耳聋而且性格孤僻。照顾我父亲是件很困难的事，但她从无怨言。尽管母亲体弱多病，她还是比父亲多活了 10 年。她活了足够长的时间，听到了我在 1980 年的退休演讲，当时我获得了很多荣誉。

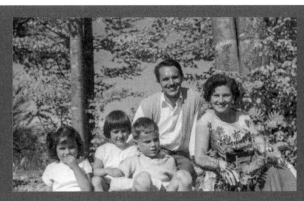

图 4　Müller 和妻子 Marty 及孩子们

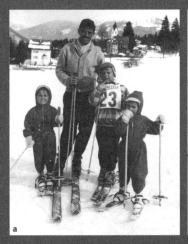
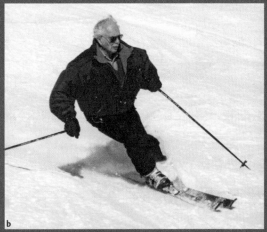

图 5
a. Müller 和孩子们一起滑雪
b. Müller 在他 80 岁时仍在滑雪

结　婚

————————————————

> 当我看见她被一群男人们围绕时，我真想让那帮人全部消失。当他们都离开后，我和Marty单独待了一小时。然后……噢，你知道当时会发生什么情况。

JS：你和 Marty 是 1946 年结婚的吗？

MEM：是的。

JS：当你母亲上了年纪且有了孙子和孙女后，她是否仍然严格要求在家里只说法语呢？你妻子只会说德语吗？

JS：不，Marty 也说法语。虽然她从只讲德语的地区来，但由于她具有极高的语言天赋，也会说法语。她上学时读的是商业学校，2 年内就学会了法语。她的法语说得非常流利，不带任何口音。

JS：你们两个人在家说法语吗？

MEM：是的，我们在家说法语，直到我们移居到苏黎世（Zürich）。那时我在巴尔格瑞斯特（Balgrist）医院工作，家就住在附近。巴尔格瑞斯特坐落于一座山顶上，山下有一个大湖。一天我们的第一个孩子 Jean-Pierre 找不到了，我们简直要疯了。几个小时后，我们听说在湖边的火车道下面发现了一个男孩，那孩子正是 Jean-Pierre。当我们找到他后，他说他曾试图逃跑，返回人人都说法语的弗里堡（Fribourg）。Jean-Pierre 说每当他出去和别的男孩子们玩时，他们总是欺负他，因为他不会说德语。从那天开始，我们开始在家说德语。一旦他学会了这门语言，一切就都会好起来。

JS：你来自法国文化背景的家庭，在家基本上说法语，那你为什么和一个德裔瑞士人结婚呢？

MEM：Marty 来自林顿（Linden）附近的乡村，那里的人只讲德语，但她会说法语，又会做饭，所以迷住了我的父母。她打理家务的能力极其出色。我在比尔市时，有一天中午，我告诉 Marty，我打算请 15 个朋友来家中做客。她把一切都安排得井井有条，这使我父母非常吃惊。她用她的天赋迷住了我的父母，他们完全被她征服了。

Marty 来自乡下，在那里家庭主事的往往是女人。Marty 的母亲就是那样的人，意志非常坚强，而她父亲在家里基本没有发言权。他是个大农场主，并做贩卖牲口的生意。他有一双独特的"慧眼"，能一眼看出哪只母牛能产下健壮的牛犊，并因此而闻名。他确实是个天才，虽然没受过专业训练，但业务能力无人能及。他买入牲口，然后转手卖出，以赚取差价。由于他在这一行声名远震，在卖牲口时，人们总是趋之若鹜。他们一家生活富足，住在临近爱蒙塔尔（Emmental）的林顿乡下。

JS：你们俩也是在那里认识的吗？

MEM：是的，在当时的瑞士，50% 的年轻夫妇是在男人服兵役的时候相互认识的。你可以想象，我们通常会连续几周在偏远山区爬冰卧雪。当我们训练结束，返回基地修整时，都会被给我们送吃送喝的当地妇女所迷住。那年

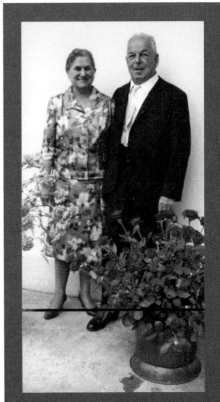

图 6　Müller 的父母 Moritz 和 Violette Müller

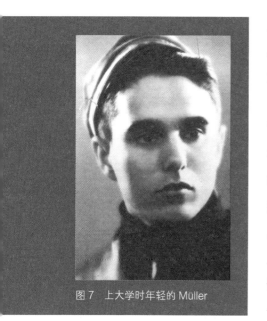

图 7　上大学时年轻的 Müller

月没有什么避孕方法，而年轻的女人们又不愿未婚先孕，所以她们想早点结婚，生儿育女。

我是在部队服兵役时认识 Marty 的（图7）。在结束了6周的轮训后，我从山区下来，在林顿的乡村租了一间屋子住下，房东太太非常和善。一天，我问她是否认识哪位漂亮姑娘，她说："哦，是的，我有位侄女，她总是和大学生们在一起，她法语说得很好，人很活泼。"几天后，她侄女来到林顿，我们相见了。我看见她像疯子一样骑着自行车，一下子就出现在我的面前。我跟着她，开始聊天。我记得我给她买了一杯咖啡，互相道别后，她又像一阵风一样消失了。

2天后，我接到一个电话，是 Marty 让我过去一趟，因为有个女人死了，而当地的医生却不在。我不是军医官，但我有行医执照，虽然学业还没结束，但也可以合法行医。当我见到 Marty 后，她向我确认，那位死去的妇人已经清洗着装完毕。因为她给那位当地医生当实验室的技术员，她可以肯定那个妇女已经死了。我对她的能力和工作效率印象深刻。后来，她邀请我到隔壁的家里喝咖啡，并在那儿遇见了她的母亲。在那之后，我们间断有些联系，随后是连续3个月的沉默。

我的下一轮训练是在图恩（Thun），我住在部队的营房里。当我们上午11点45分到达营房时，我看见 Marty 和另一个男人在一起。让我感到吃惊的是我竟然心生嫉妒。后来当我和她父亲在一起聊天时，我才知道那个男人是她来自法国的堂兄弟。当我再次在部队服役时，我设法和她见了一两次面。有一次我骑马归来时，Marty 正在为一群军官们举办聚会。当我看见她被一群男人们围绕时，我真想让那帮人全部消失。当他们都离开后，我和 Marty 单独待了一小时。然后……噢，你知道当时会发生什么情况。当我们再次见面时，她把我的家底儿问了个底朝天，然后我们亲吻了。一切似乎都在秘密状态下进行。那一年是 1942 年，又过了很长一段时间，于 1946 年，我们终于在埃塞俄比亚结婚了。我认为 Marty 作为一个医生的实验室技术员，也愿意嫁给一个医生。

那时我住在洛桑（Lausanne），仍然在上大学。我有很多其他的女性朋友，当我倾心于 Marty 并打算和她结婚时，她对此似乎并不感兴趣并加以拒绝。1945 年，当我在巴尔格瑞斯特工作时，Marty 的母亲突然死于心内膜炎。在那个年代，青霉素尚未出现，心内膜炎可是致命的疾病。像我一样，Marty 是家中 5 个子女中最年长的一个。在瑞士，一旦父母双亡，最年长的子女会承担起养家的责任。在 Marty 的母亲去世后，事情发生了变化。1945 年，我们一起度了假。我提出结婚，但她仍然拒绝。我告诉她，我将要去埃塞俄比亚服役，如果我们打算结婚，我必须在出发之前将这件事向长官汇报。我不得不向她施压，使她早下决心。她知道在她母亲生病期间，我给了她很大的帮助。她母亲最初也不同意我们的婚事，但后来逐渐对我产生了好感。Marty 最终答应了我们的婚事，但我们必须等到我到埃塞俄比亚服役时才能举办婚礼。1946 年，我们在那儿结婚了（图 8）。1947 年，当 Marty 怀孕时，我们从埃塞俄比亚返回了瑞士。

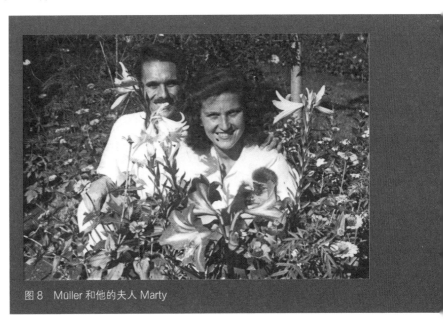

图 8　Müller 和他的夫人 Marty

洛　桑

　　我学到的经商秘诀是，要想有所成就，必须有所创造。这个原则在建立 AO 组织时派上了用场。要想得到回报，必先予以付出。

　　MEM：我是 1936 年开始在纳沙泰尔学医的。1937 年，我去了洛桑。随后我加入了属于法肯斯坦纳联盟（Falkensteiner Bund）的医学联谊会。

　　在参加联谊会期间，我和朋友去一个山间小屋复习功课，准备考试。在小屋里，我发现了一本出版于 1875 年的老旧的法语书，书中描述了各种魔术的表演方法，包括催眠术。各种纸牌玩法的基本原理都是如何分散旁观者的注意力，但更多的是依靠手的灵巧性。我朋友的手灵活性欠佳，对那些魔术根本玩不转。好在我的手技很好，经过勤学苦练，我的魔术技巧也日臻完善。

　　一到晚上，我就去村里的酒吧，给当地人表演魔术。我用各种各样的戏法圈粉无数。我学会了怎样洗牌，使我总能知道某些特定的纸牌在什么地方。一天我溜达到酒吧，遇见一伙当地人在玩纸牌，随即我也入了伙。他们都手握主牌，认为自己赢定了，但我有洗牌的绝招，所以最后他们输了。我们接着玩，他们又输了。他们搞不明白，我为什么这么幸运，总是一次又一次地拿到王牌。我稍微透露给他们一些雕虫小技。几天后，坊间就开始流传说有一个"黑色的魔鬼"，晚上从小木屋出来打牌。我知道他们谈论的那个"黑色的魔鬼"就是我，因为我的肤色是黑色的。我的魔术种类越学越多，表演技法也日趋纯熟。学习魔术的经历告诉我，当你学到某些东西时，你必须不断问自己，如何才能使它变得更好。我每学到一个技巧后，总想着怎样将它改进。当我参加聚会或在国外演讲时，这些魔术技巧也总能派上用场。有时我发现在国外参加聚会时，由于语言障碍和文化背景差异而出现交流困难时，经过 1 个小时的魔术表演，他们通常会彻底被我的技术所征服（图 9）。

早年我从住在洛桑的一个堂兄 Alfred Borter 那里学了很多生意经。他是一个发明家，发明了很多小玩意，但不知道拿它们干什么。我提议找一个合伙人。1939 年，我们通过电话联系上了福克斯塔（Fixta）公司，说我们有八九件东西想卖给它。我们最成功的产品是把领带夹在衬衫上的领带夹。我们用 5 000法郎开了一家工厂。我出了 500 法郎，他出了 4 500 法郎。我们有 4 个推销员，带着产品参加各种交易会和展览。突然间我们有钱了。我们赚了 3 000 法郎。每一个领带夹的成本是 0.5 法郎，我们以 1.5 法郎的价格把它卖掉。用我们赚来的钱，我们又买了 10 000 个领带夹。但在 1939 年 9 月 1 号，我们接到了战争

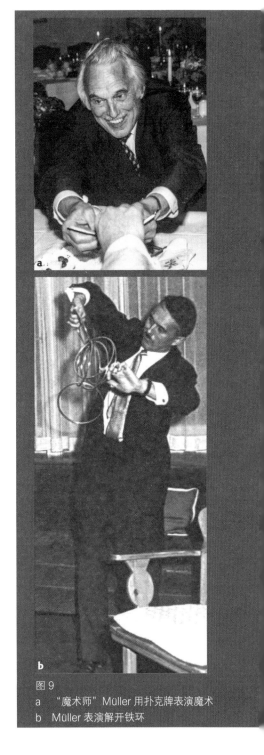

图 9
a   "魔术师" Müller 用扑克牌表演魔术
b   Müller 表演解开铁环

动员令，不得不把领带夹放在了地窖里。几个月后，我回来了，发现所有的领带夹在潮湿的地窖内变得锈迹斑斑，根本不能再用了。尽管损失惨重，我还是从企业的经营中学到了很多东西，如怎样制造产品、怎样包装、怎样注册专利等。在学习医学知识之外，我学到的最重要的东西是经商和魔术。我学到的经商秘诀是，要想有所成就，必须有所创造。这个原则在建立 AO 组织时派上了用场。要想得到回报，必先予以付出。

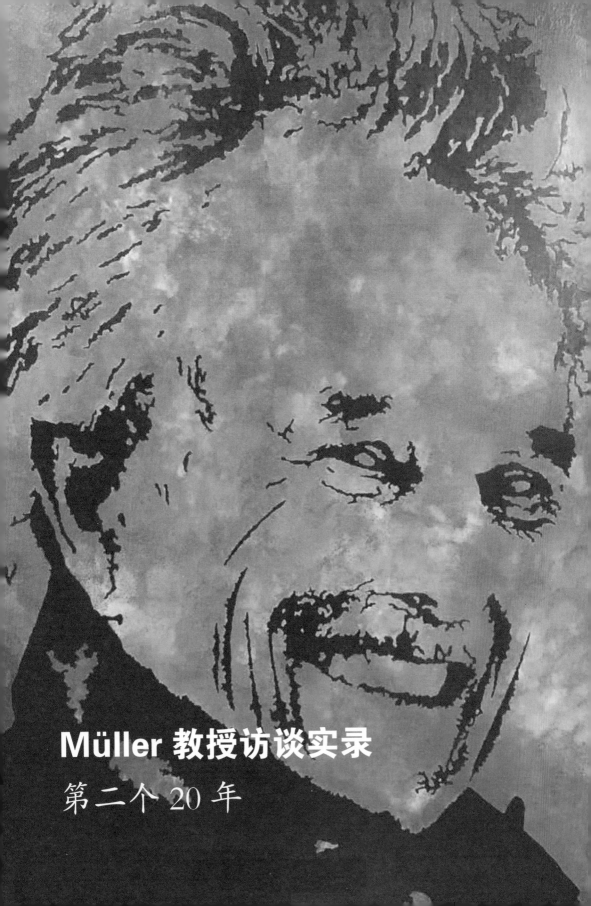

Müller 教授访谈实录

第二个 20 年

服兵役

> 1958 年，我作为一名医生，在服役 20 年
> 之后结束了军旅生涯。

JS：所有的瑞士男性都必须服兵役。你在安德玛特❶（Andermatt）服役时是士兵，在瓦莱州❷（Wallis）时是军官，是吗？

MEM：1939 年，我第一次进入安德玛特的新兵学校。在军事总动员之后，我在西门塔尔❸（Simmental）山区进行了 6 周的复训，直到 10 月中旬，然后在巴塞尔（Basel）进入了初级军官学校。1940 年，我从部队得到了两个职位，一个是有高山攀登证书的登山教练，另一个是军士长（即中士），即作为一名医生。具有高山攀登证书，使我有资格指导士兵们进行爬山训练。由于我具有额外的资质，我的收入也较高。我经常在晚上给士兵们表演魔术，与他们同乐。另外，当登山教练也具有其他的优势，比如可以免费滑雪。1944 年，我们移师到巴塞尔州，在那里生活不得不骑马出行。我在巴塞尔进入了军官

---

❶ 安德玛特位于尤里州（Uri），是坐落于高山峡谷内的一个小城市。

❷ 瓦莱州位于瑞士西南地区。

❸ 西门塔尔位于伯尔尼山区的一个高山峡谷区。

学校学习，然后就在当地服役。1944 年，我晋升为中尉，后来在每年的服兵役期间，我总是在不同的连队当军医。1958 年，我作为一名医生，在服役 20年之后结束了军旅生涯。我最后一次服役是在 1961 年，作为外科主任，军衔为少校。因为那时我是一所医院的院长，不可能服役时间过长。如果发生战争，院长应该留在医院里（图 10）。

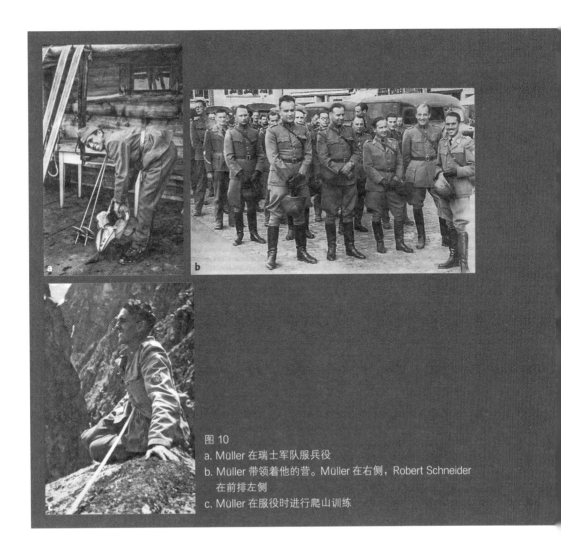

图 10
a. Müller 在瑞士军队服兵役
b. Müller 带领着他的营。Müller 在右侧，Robert Schneider 在前排左侧
c. Müller 在服役时进行爬山训练

大学时代

伯尔尼太德国化，什么事都一本正经，而
洛桑充满法国气息，学生们的生活很惬意。

JS：你高中毕业时已经 18 岁半了，然后在瑞士的法语区完成了医学院的学习。1936 年初，在学医开始的一年半的时间里，你在纳沙泰尔完成了所谓"基础科目"的学习。这些科目都是临床预科的内容，如解剖、化学、物理。1937 年开始临床学习，那时的洛桑情况如何？

MEM：1940 年 1 月 1 日，我从军官学院毕业，休息了 2 个月后，去伯尔尼参加了医学院的短期课程学习，然后返回洛桑。从我个人的观点来看，洛桑非常好。伯尔尼太德国化，什么事都一本正经，而洛桑充满法国气息，学生们的生活很惬意。

洛桑 1937—1944

> 通过进一步的测试和讨论，他们告诉我说我有很出色的三维想象的天赋，因为这个能力对骨折的治疗非常重要，所以他们推荐我将来做一名骨科医生。

MEM：我不是一个很出色的学生。我比较贪玩，用在学习上的时间并不多。1937—1939年，我和朋友们把大部分时间用来在湖上划船。直至1940年底，我都和法国人有密切的联系。那一年，法国沦陷，被德国人占领。我们突然发现整个瑞士都被锁在里面，动弹不得。我知道和你对战争的经历相比，我们遭遇的困难不值一提。但尽管如此，对我们来说，那是一段非常糟糕的时光。我们无忧无虑的学生生活突然中断了。在第二次世界大战开始时，我们突然放了2个月的假，当我们恢复学业后，大学的课程表被取消了。我们一会儿学这门课，一会儿又改学那门课，完全没有规律，也不知道什么时候回去部队服役。就我个人来说，那段战争年代过得还算顺利，对其他人来说则过得很糟糕。在第二次世界大战之前，我们三分之一的食物产自瑞士，其余依靠进口。突然间，我们的食物进口来源中断了，不得不自力更生。整个国家的日子都不好过。我们并没有挨饿，但食物很难弄到，我们就像是生活在监狱里。

JS：你告诉我们，你已经决定要成为一名医生，最有可能成为一名外科医生，但是随着时间的流逝，人们经常会改变自己的想法。你依旧决定成为一名医生吗？

MEM：当然，一旦我认定了目标就不会改变。我决定要成为一名医生，这就是我要做的，这是毫无疑问的。这是我的一个特点。这种情况在我的生活当中出现过很多次，但是一旦我做了决定，我从来没有动摇过。

〔这证明了 Müller 一生的特点。他非常果断，一旦下定决心，就不会发生改变。〕

JS：我们知道你是医学联谊会的成员，你为什么要加入这个组织呢？

MEM：原因之一是我可以和联谊会的兄弟们一起滑雪。我的德语马马虎虎，所以我可以在布德兰德（Bündnerland）的达沃斯（Davos）附近滑雪。我喜欢和联谊会的朋友们一起玩，而且做了很多给他们留下深刻印象的事。比如有一次，我催眠了一只兔子。还有一次，我喝的酩酊大醉，迷了路，但是兄弟们找到了我。那年3月，在我们滑雪旅行后，联谊会进行了选举，我被选为财务主管。那些事都发生在纳沙泰尔。1938年在洛桑，我被选为联谊会招收新成员的负责人。

联谊会的生活充满了社交活动。每一年我们都要举办一次舞会。另外，联谊会每年都要举行一次大的聚会。因为我负责新成员招收工作，所以对社交活动很在行。在一年一度的舞会来临之际，我的工作就是确保联谊会的每一个兄弟都有约会的对象。因为我是负责组织约会的人，许多符合条件的年轻女性都和我联系，以确保我知道她们能来。这项工作给了我许多"可乘之机"，使我能"近水楼台先得月"。我在学习期间有许多女性朋友，我也是联谊会充满色彩的人。我对联谊会的生活非常投入，甚至影响了我的学业。

1938年，通过联谊会，我有机会参加了一个由州政府赞助，巴黎专家指导的特别研究。这项研究结果表明，按前后顺序，我将来最好成为一名建筑师、城市规划师或外科医生。如果我成为一名外科医生，那么最好成为骨科医生，因为我有极好的三维空间想象能力。我是于 1938 年，第二次世界大战之前明白这些事的。当时我 20 岁，还是一名医学生。

JS：这一切是怎么发生的呢？

MEM：当时有 3 个来自巴黎的人，向洛桑教育当局展示了他们心理技术研究所的工作。他们提议对 6 名学生进行心理技术测试，以预测他们将来的职业技能。在洛桑大约有 1 500 名学生，教育当局不知道如何选出参加研究的 6 名候选人。最后，有人提议在本州的 6 个学生联谊会中各选出一名代表。这个方案最简单，也最公正。人们还认为不应该选联谊会的领导，因为他们通常最聪明，而且也是相当复杂和难懂的人，而选择负责联谊会新成员的人最合适。这个建议得到了采纳。因为我在医学联谊会中负责新成员训练，所以我被选上了。紧接着，我收到了教育当局的一封问询函，问我是否愿意参加这项为期一周的研究。那时我们 6 个人都是 20 岁。因为我们都接受过一些军事训练，所以都有一定的生活经验。

我决定参加这项研究，然后被安排参加测试。3 天的测试我们都通过了。接下来根据以前的测试结果，我们还必须接受新的测试。3 个来自巴黎的人对我们进行了测试，他们根据从测试中得到的信息，对我们进行了非常仔细的评估。最终他们告诉我，根据测试结果，按先后顺序排列，我最适合做一名建筑师，其次是做一名城市规划师，再次是做一名外科医生。通过进一步的测试和讨论，他们告诉我说我有很出色的三维想象的天赋，因为这个能力对骨折的治疗非常重要，所以他们推荐我将来做一名骨科医生。

JS：你们医学院的教授怎么样？他们都很出色吗？

MEM：是的，第二次世界大战爆发后，我们有了很多很棒的教授，他们大多来自法国。他们不愿在德国占领军的铁蹄下生活，所以逃到瑞士。我们很欢迎他们，并把他们充实到教师队伍当中。突然间，瑞士大学拥有了许多著名的教授。比如，我们有欧洲最好的皮肤病专家。他以前在巴黎工作，后来逃到瑞士。在他的指导下，我对各种梅毒的诊疗得心应手。当我在埃塞俄比亚时，我在这方面的技能派上了用场，当时那里三分之一的人患有梅毒。

我被当地医生奉为治疗梅毒的专家，这些应当归功于我的法国老师。美国人给当地送来了治疗梅毒的药品，但当地人却不知道怎么用。由于我对这个疾病很了解，我可以预测病人对药物的反应。皮肤科以前不是一个很热门的学科。在第二次世界大战之前，我们学校本可以容纳 200 人的教室，通常只有30 来人听课。法国教授来了以后，每节课听众都爆满。当然，教授们可以免除兵役。说到服兵役，由于我是军队里医疗部门的负责人，我必须去服兵役，但当时我还是个学生。

JS：还有其他著名教授吗？

MEM：我们的外科教授也非常出色，但他对骨科一窍不通。这时我才意识到，普通外科的医生是不会治疗骨折的。以 Decker❶ 教授为例，他是瑞士著名的普外科医生，但他对骨折的治疗了解很少。这种情况至今都没有改变。伯尔尼的 Martin Allgöwer 教授则相反。他治疗骨折的技术很精湛，但他对肌肉骨骼系统的病理及疾病的治疗知道的并不多。要治好骨折，你的知识范畴要大大超越骨折治疗本身。

JS：你一天上几小时课？

MEM：我们一天中的大部分时间都在学校，但只上几节必修课。夏天我们去湖里划船，冬天去滑冰。总的来说，我并不经常去上课。作为医学联谊会的财务负责人，作为充满色彩的联谊会成员，我负有太多的责任。我不得不多次将我的学业延长。由于我的功课没有准备好，我不得不将考试一次次推迟。当然，这样我的学业周期不断地被延长。我 1936 年开始读医学院，直到 1944 年还没有毕业。

JS：你父亲对此有什么反应呢？

MEM：他没什么特殊的反应。我的学业因服兵役等多种原因中断过。在家我总能找到一些冠冕堂皇的理由搪塞过去。

JS：你的解剖学的怎么样？你们解剖尸体吗？

MEM：不，不，我们只听课和看演示。另外，解剖课不是临床学生所

---

❶ Pierre Decker（1892—1967）于 1946—1957 年在洛桑大学任外科学教授。

学的科目，它是基础学生的课程。我们通过准备好的尸体标本和一些特殊的演示来学习解剖知识。实验课由示教老师讲解，而不是由教授完成。授课方式和今天完全不同。我们的解剖课学得并不很深入，老师只是站在高高的讲台上给我们讲课。在解剖室给学生上课时，他的手总是一尘不染。第二次世界大战以后，授课方式改变了。当时在学习妇科时，从来不让我们接触病人，只能看教学模型。有时我们不得不等很长时间，才能遇见一个病人来检查。找一个允许让学生检查的病人确实很难。我第一次检查女性病人是在伯尔尼，那时我已经毕业了。

JS：你 3 年的临床实习时间都是在洛桑度过的。你觉得，作为一个学生，应该有什么样的责任？你们允许接触病人吗，比如给病人做检查或随诊病人？

MEM：不行！我们只允许观察病人。不允许和病人直接接触。

JS：毕业考试是口试、笔试或是二者都有呢？

MEM：二者都有。我是 1944 年 4 月 10 日从医学院毕业的。我虽然被允许行医，但是不算一名正式的医生。我必须写一篇论文，并通过论文答辩，才能正式获得医生的资质。它是在全国考试之后才能进行的。

JS：你对成为一名外科医生的信心从来没动摇过吗？

MEM：我说过，一旦我下定决心，我是绝对不会改变的。我 12 岁就决定成为一名外科医生。在我这一生中，一旦做出一个决定，我从不会改变。

JS：你决定成为一名外科医生的原因是否因为你的父亲也是一名外科医生？

MEM：不是的，我父亲是想成为一名外科医生，因为他不得不返回瑞士服兵役，所以他根本没有完成学业。我父亲在美国学的是普外科。在瑞士，你若想成为一名骨科医生，就必须先从普外科医生做起。

我是 26 岁从医学院毕业的。我们 4 月份毕业，等了很长一段时间才开始专业培训。我决定在开始专业学习之前，先做 3 个月的临时代理医生，然后，到 1944 年 9 月，我就去服兵役，因为我还需要参加军官学校的培训。直到 1945 年初，我才在苏黎世的巴尔格瑞斯特作为外科的初级助理开始工作，作为一名临时代理医生，我第一次治疗病人，那是一种前所未有的体验。

临时代理医生

这 3 次临时代理医生的经历，每次持续 3
周，将我从一个男孩变成了男子汉。我逐渐成
熟，知道自己要干什么。

MEM：你能想象我当时的状态。我住在比尔市，单身一人，形影相吊。
我 1944 年 4 月从医学院毕业，至此没有检查或治疗过一个病人。可以说，做
临时代理医生的想法，是想使自己得到锻炼。我虽然成为一名医生，但从来
没有做过任何手术或临床工作。在我一生中，我没有盲目地去做任何一件事，
我一直在尝试制订计划和自我准备，所以我决定先成为一名临时代理医生。

我的第一个岗位在一个偏僻峡谷里的矿区，那里有许多矿工。我将要替
代的那个医生提醒我，如果病人告诉你他一天喝了 10 升水，不要被吓到，因
为矿工的工作环境非常热。后来他又问我是否懂点牙科的知识。

他说："你会看到很多牙有毛病的病人。"

我说："牙科的知识我一点也不懂。"

然后他说："你看这些手术器械，这些是拔牙的，用来拔除牙根。如果
你遇上麻烦，我妻子会告诉你怎么做。"他接着说："不要给任何人做注
射治疗，很多人年纪较大，对大剂量的药很敏感。另外，如果某个病人死了，

请不要丧气。"

我说："天哪！我这辈子从没见过病死的人。我见过我祖父去世的场景，但作为一个医学生，我从未见过一个死人。"

他说："不用担心，你会做得很好。我度假期间你可以用我的车。"

事情就是这样。我开始上班不到一小时，第一位病人出现了。他是个中年男性，牙疼得厉害。我应该把他的两颗病牙和牙根一起拔掉。但除了看过那位医生指给我看的几件器械外，我对拔牙一无所知。

那个病人看出了我的窘境，安慰我说："两年前，医生给我拔除了两个牙根。不要担心，你会做好的，这就是他用过的拔牙工具。"

他指给我看那个托盘和手术器械。从此之后，日复一日，我经历了一次又一次的"冒险"和"奇遇"。我上岗的第二天，来了一位老年妇女，她说需要静脉注射。我以前从来没做过静脉注射，心惊胆战地完成了操作。两天后，那个老妇人又来了，要求再次静脉注射。她说第一次注射很有效，她想再来一次。我想起了前任医师对我的叮嘱，起初并不想答应她的要求。但在她一再要求下，我就没再坚持。

不料，在她离开不久，一个男人跑了过来，说那老妇人病情突然恶化。我飞也似的跑过去，但当我到达她家时，老太太已经去世了。我很惊慌，但老人的家属尽力安慰我，并一再感谢我说："老人已经 93 岁了，她走得很安详，没受什么罪，我们很感谢你。"

这就是我的生活，我从中学到了很多。当那位医生回来时，他告诉我，他听很多人说我干得很出色。那位医生有两辆车，其中一辆像拖拉机，可以走山路。我们住在巴塞尔和苏黎世之间的丘陵地带，经常刮风，我很感激他留给我那辆车，出诊时正好派上用场。

结束第一次临时代理医生的工作后，我有 8 天的休息时间，我赋闲在比尔市的家中，然后去一个小城镇第二次做临时代理医生。这不是个乡村诊所。镇子虽然很小，像个小村庄，但毗邻一个大镇子。那位医生的诊所位于一座像假日别墅一样的漂亮房子里。他留给我一辆奔驰敞篷车，并告诉我他要去国外度假。他给我写了几条指导意见，告诉我如何处理他的病人。他说我别无依靠，只能自己解决问题。有一个妇人一天过来两次，帮着准备早餐和晚餐，但她并不能帮我打点医疗方面的事。他让我对每一个前来就诊的病人进行登记，以便他知道谁来看过病。我们的小镇位于卢塞恩（Luzern）和奥尔滕（Olten）之间的阿尔高（Argau）州的中央。事情安顿好后，头一件事就是给我的女朋友 Marty 打电话。我告诉她我有一辆敞篷车，3 天后去医院接她，那时她正在医院接受扁桃体摘除手术。我来接她时，她很高兴。我的工作开展得很顺利，我信心满满，日子过得很愉快。工作结束后，那辆汽车仍然完好无损。

我第三次做临时代理医生是在伯尔尼，那是一次非同寻常的经历，这次经历影响了我的一生。它不仅使我坚信我要成为一名外科医生，而且更为明确的是我要成为一名骨科医生。当我来到我要接替的那位医生的办公室时，他对我说："我的工作不是很难，我的专业是治疗足部和静脉疾病，我只看这两种病。我只受过一年半的医生助理训练，然后在一家养老院工作，那里的工作很无聊。我现在是医学联谊会的成员，只治疗足部和静脉曲张疾病。我有两本治疗手册，那是我的'圣经'。一本是《足部疾病》，另一本是《静脉及其疾病》。我就知道这些，别的病我一无所知。另外，在我服役期间，我妻子仍留在医院工作，你有什么问题可以问她。她什么都知道，可以给你帮不少忙。她要确保诊所能顺利运营，并有所盈利，以支付诊所的日常花费。"

我在伯尔尼期间，似乎感觉到在城市工作的医生和在乡下的医生不一样。3 次临时代理医生的经历每次都不一样。

那位医生接着说："每周我都要从部队返回诊所工作半天，这是得到批准的，因为我的专业比较特殊，我不是一般的家庭医生。我和另一个人合作很密切，他除了做矫形鞋，还给病人做物理治疗，其中包括水疗。他不是医生，是物理康复师。你将会看到，这是一个非常有趣的工作。我们密切合作，总是照他说的做，他看起来知道的比我多。"说完这些，他便离开了。一天一天，日子过得很快。每天那位医生的妻子都会来检查我的工作，看看我为诊所挣了多少钱。有一天，一个非常漂亮的年轻女人来到我的诊室。她以前找这位医生看过病，这次感觉不太舒服，想再来做些检查。她看起来不超过 21 岁。我给她做了体检，并抽了些血做化验。之后我告诉她，一旦化验结果出来，我会告诉她。

出乎我的意料，她说："医生，你的检查还没完呢。"

我吃了一惊，便问她说："你是什么意思？"

她回答说："以前医生总是给我做阴道检查。"

那么问题来了。在上学期间，我们的妇科学是使用教学模型讲解的，我从没有给病人做过阴道检查。

我问她："以前医生是怎么给你做检查的？"她指了指那个有马镫的检查床说："就在那个床上检查。"我说："谢谢你告诉我。"在我给她做检查时，她给了我一些提示，告诉我以前医生是如何检查的。

她说："我右侧有些疼，我很喜欢做这样的检查，医生每次都给我做。"

检查完毕后，她付了检查费。当我送她出门时，她转身对我说："我们能在别的场合见面吗？"

我说："也许会吧，但我很忙，周末打算去因特拉肯（Interlaken）。"

她回答说："噢，好的，我会和你一起去。"

摆脱这个窘境并不容易。这是我刚开始上班时遇见的难题。直到周四，我又碰上一件新鲜事。一个男人走了进来，他步履矫健，看起来很健康。我问他有什么事。

他说："我知道你是专门看足部疾病的专家，我只想问你一个问题，这事本该有一个答案，但到目前为止，我所看过的医生，谁也说不清楚。你看，我的大腿骨里有一个钉子。"

真不敢想象！你要知道这是 1944 年，第二次世界大战仍然在进行当中，没人听说过大腿骨里打入钉子这样的事。

他说："我大腿里的钉子开始向外面滑了。我见过的医生没人知道这是怎么回事，也不知道该怎么办。"

那个时候的瑞士，没人知道髓内钉是怎么回事。我问他那枚钉子是怎么打入他的大腿骨的："谁把钉子放进去的？手术是在哪儿做的？"

他说："手术是在芬兰做的。我在非洲参加过外籍军团。因为瑞士人禁止参加外籍军团，所以我陷入了进退两难的地步。我不能回家，所以我决定去芬兰，帮助他们和俄国人打仗。在芬兰，我成了一名伐木工人，在森林里砍树，在工作时出了事故。一棵树倒在了我的腿上，把我的大腿骨砸断了。真是气死我了，身子一动，腿就疼得要命，接着肌肉就发生痉挛，疼得就更加厉害。我被救护车送到了医院，在医院听说的第一件事就是有一位医生是德国人。那位德国医生对我说：'你很幸运，你的股骨骨折就在中间那个部位。治疗这种伤正好是我的专长，我吃完饭就回来给你治疗。'"

我本想问那位来就诊的病人，以确定我是否碰巧知道那位德国医生的名字，但我突然意识到他指的那位医生是谁了。我读过所有的关于骨折治疗方面的书，见过关于 Gerhard Küntscher[1] 医生的介绍，他发明了用髓内钉治疗长骨骨折的新方法。在当时，这个方法几乎无人知晓。Küntscher 医生掌管着德军驻芬兰的一个外科医院，那时的德军正在帮助芬兰人和俄国军队作战。他在位于前线的一个外科医院里用他发明的新方法治疗伤员。

我问那个病人："那个德国人是不是 Küntscher 医生？"

那个人回答说："你知道他的名字真是太好了，我都记不清了。当 Küntscher 医生看见我时，说我吉星高照，因为我的骨折正好适用于他的固定方法。他说他吃完饭就给我做手术，第二天我就可以下床了。你能想象当我痛苦地躺在床上，一动不敢动，听到他说这番话的时候，心情有多么愉快。他吃完饭后回来了，给我打了一针。当我醒来时，已经是第二天了。

Küntscher 医生出现在我的床边，对我说：'咱们看看你能不能动。'

我试着活动那条伤腿，太奇妙了，几乎一点也不疼，我能活动了。

医生说：'你就这么活动吧，我明天再来看你。'

过了一天，Küntscher 医生又来了。这次他强迫我下床并扶双拐站立。我觉得有些疼，但 Küntscher 医生反复告诉我要保持活动，但患肢不能负重。时间一天一天过去了，我的病情也日见好转。在一个周末，Küntscher 医生要

---

[1] Gerhard Küntscher（1900—1972）于 1939 年 11 月首次在位于德国基尔（Kiel）的大学医院用他发明的髓内钉治疗病人。1957—1965 年，Küntscher 是汉堡港口医院的医学部主任。

求我必须去一趟柏林，在一个重要的外科学术会议上做演示。2 周后，我拿着他的亲笔信，在他的助手们的安排下乘火车去了柏林。到达柏林后，我受到了皇室成员般的接待。我被安排在最好的宾馆，得到无微不至的照顾。术后 4 周，我在一大群外科医生面前做了演示。仅仅 4 周的时间我就可以扶拐行走了，而且几乎不疼，这简直太奇妙了。共有 13 位病人参加了这次外科会议，向听众们演示这项开拓性的技术是多么的成功。"

简直太不可思议了。我以前读过关于 Küntscher 医生于 1940 年 3 月在柏林召开的第 64 届德国外科学会学术会议上做演示的相关报道。那件事情非常著名，值得纪念。

"做完演示后，我没有回瑞士。我在专门为德国士兵设立的康复医院住了一段时间，最终才返回了瑞士。"

我很惊讶，这个人股骨发生过骨折，但我检查后发现，他已经完全恢复，下肢功能完全正常。我在医学院学习时见到的股骨骨折病人，无一例外都有严重的功能障碍，行走非常困难，且经常有患肢畸形、短缩和膝关节僵直。当时，瑞士治疗股骨骨折的方法是先牵引 3 个月或更长时间，然后患肢用髋人字石膏固定，直至骨折完全愈合，最后开始患肢的功能练习。每一个股骨骨折病人最终都会落下残疾。看到这个病人功能恢复得如此之好，我兴奋的心情几乎无法平静。我对他解释了如何把髓内钉取出来。他很是感激，但说他认识一位战时在俄国当医生的朋友，他可以把钉子取出来。

几天后，另一个有意思的病人突然出现了。那个人在诊室外面等着我，他佝偻着身子，坐在椅子上。他必须借助两条手杖才能走进我的诊室。我问他有什么事，他说自己以前髋关节有问题，6 个月前在巴黎做了髋关节成形手术。我马上明白了是怎么回事，因为我听说过在巴黎有一位外科医生，做关节成形术非常有名。他把阔筋膜固定在修整好的髋臼和股骨头之间，称之为关节成形术。这个病人说手术没有受什么罪，但术后康复过程却疼痛难忍。为了保持术后髋关节活动范围，必须每天活动多次。虽然遭了很大的罪，但他还是很高兴，因为他的腿能活动了。我问他对手术结果是否满意，他说自己觉得好像活在天堂。我看见他行走时必须借助两条手杖，便问他既然走路离不开拐杖，为什么还对这个结果这么满意。他的回答很令人信服，他说手术前他的髋关节完全是僵直的，患肢又弯又短，疼痛难忍。而现在髋关节活动正常，而且基本不疼痛。他可以连续坐 30 分钟，并没有什么不舒服。由于他的患肢有些短，这次来是想让我给他订制一只鞋子。

当我结束临时代理医生的工作时，我意识到，虽然手术固定骨折在瑞士尚无人知晓，但我是亲眼所见。手术治疗骨折的优点在第一位病人身上展示得淋漓尽致。我决定研究这门学问，把它当作我将来的职业。从第二位病人的治疗过程中我意识到，虽然他的手术结果远非完美，患肢短，而且走路离不开两条手杖，但患髋疼痛消失，活动范围基本正常，他对治疗结果也很满意。我暗下决心，将来也要学习髋关节成形手术，并成为髋部手术的专家。我还要对髋关节成形术进行改良，使病人髋部不但不疼，活动范围正常，而且还要使患肢保持正常长度，并可以独立行走。我坚信这一愿望终将会实现。这两位病人的情况，对我将来的专业选择起了关键作用。

这 3 次临时代理医生的经历，每次持续 3 周，将我从一个男孩变成了男子汉。我逐渐成熟，知道自己要干什么。我以前在洛桑接受的心理技术测试的结果提示，由于我有良好的三维空间想象能力，最好做一名骨科医生。加之我在伯尔尼的工作经历，使我更加坚定了当一名骨科医生的决心，并决心把手术接骨和髋关节成形术作为将来的主攻方向。这给了我学习这方面知识的动力。我决定在服兵役结束后，就去申请一个骨科医生助理的职位。

在瑞士，要想成为一名军官，必须先通过全国考试。1944 年 9 月，在通过考试后，我服了 2 个月的兵役，并在军官学校学习了 3 个月。

我认为在部队服役期间，可以更好地选择将来接受医生培训的地点。在瑞士，人们通常在 20 岁开始服兵役。我那时年龄已超过 20 岁，而且从军官学校毕业，这意味着我在部队的职位也会发生改变。

外科初级住院医生

> 我在连一台手术都没见过的情况下，竟然在巴尔格瑞斯特医院得到了外科医生助理的位置，真是难以置信。

MEM：那时的瑞士只有两所骨科医院，一所位于法语区的洛桑，另一所规模大一些，位于德语区的苏黎世。在 20 世纪 40 年代，骨科医院主要负责治疗残疾儿童。患儿住院周期很长，并在医院内的学校上学。从历史角度来看，洛桑的那所医院声誉似乎更好一些。它位于骨科创始人 Nicoals Andry[1] 医生的出生地附近。Nicoals Andry 医生来自法国，洛桑的骨科医院就是他亲手创立的。位于苏黎世巴尔格瑞斯特的那所医院更大，更重要。

在结束服兵役后，我有时间考虑我的选择。我面临的问题是：是选择当

---

[1] Nicoals Andry de Bois-Regard（1658—1742）出生于法国里昂。*Orthopédie* 是他的医学著作之一。该书介绍了人体解剖、骨骼结构、生长及畸形矫正原则。他首创 "orthopaedic" 一词，其词根来自两个希腊字：orthos 的意思是直，pais 的意思是儿童。1747 年 Andry 被任命为巴黎医学院的院长。

时在瑞士几乎不存在的骨科作为专业培训的主要项目，还是选择比较受欢迎的风湿病和物理治疗。在军官学校受训期间，我抽空去了趟苏黎世，去参观那里的骨科医院和风湿病医院，做一下直观的感受，看看我更喜欢哪个专业。我先去的是位于巴尔格瑞斯特的骨科医院。我受到了非常冷淡的接待。他们说我申请外科医生助理的想法简直是脑子进水了，因为他们只接受有 2 年外科工作经验的人。更使我沮丧的是，我被告知前面已经有 9 个申请人在排队，而且他们都已经面试过了。我大失所望，不得不去风湿病医院看看。在那里我得到了友好和热情的招待。经过简单的交谈，那里的医生说很高兴接受我的申请，并问我什么时候能开始工作，希望我 4 周后就能上岗。

返回军官学校后，我很高兴，并期待进行下一轮服役。2 周后，我收到了一封来自巴尔格瑞斯特的信。一系列难以置信的事情发生了。骨科医院的那 9 个申请人，都因为各种各样的原因退出了。他们给我提供了一个外科医生助理的位置，并希望我在 4 周内走马上任。

我不得不承认世事难料。刚开始时，去骨科医院的希望似乎渺茫。当我将要放弃时却时来运转，那个位置又在向我招手。我在连一台手术都没见过的情况下，竟然在巴尔格瑞斯特医院得到了外科医生助理的位置，真是难以置信。医学上有很多巧合。我谢绝了风湿病医院的邀请。当然，为了不使他们生气，我把一个正在找工作的朋友介绍了过去。他接受了那个位置，后来成为瑞士著名的风湿病专家之一。生活就是这样充满喜剧色彩！

1945 年初，在巴尔格瑞斯特医院开始工作时，总住院医生让我给 Scherb[1] 教授当助手。他非常有名，只是年龄偏大，接近退休。作为最年轻和最没经验的医生助理，我万万没想到能被分配给 Scherb 教授当助理。虽然人们对这位教授很尊敬，但没人愿意和他合作共事。我是过了一段时间才知道其中的缘由的。这个可怜的人得了复发性视网膜剥离，由于当时视网膜焊接技术仍处于初级阶段，虽经多次手术，但视力仍不断衰退。他处于本该退休

---

[1] Richard Scherb（1880—1955）于 1918—1950 年在巴尔格瑞斯特骨科医院当主任。

的年龄，但仍努力维持着正常的工作状态。

Scherb 教授因给小儿麻痹病人做肌腱移位而闻名。那时候，小儿麻痹病人很多，很多病人因某些肌肉失去功能而需行肌腱移位。Scherb 教授所做的大部分手术都是肌腱移位，但由于他眼神不好，很难用凿子在骨质上做出合适的骨槽或骨孔，以固定转位过来的肌腱。

由于他经常在手术中发脾气，所以别人都敬而远之。我很快就明白了他的手术原理，对他说："我把凿子放在骨质上需要开槽的地方，当我说敲时，你就用锤子敲击骨凿。"这样，我很快成为他所喜欢的助手，并且获得了他的信任。终于有一天，我站在术者的位置上帮他做完了手术。在此之后，他总是站在助手的位置上给我当帮手。由于我作为初级医生助理很快就能参加手术，使我对自己的评价有些自我膨胀，因此产生了一些不切实际的想法。

我来到巴尔格瑞斯特骨科医院时，当时的总住院医生是 Mme Meuli。在 20 世纪 40 年代中期，从事骨科工作的女医生简直是凤毛麟角，但她却干得很出色。不幸的是，她在 1945 年夏天去捷克斯洛伐克工作时，染上了严重的黄疸病，不得不辞职。此事发生在我到医院将近一年的时候。当另一位医生助理离职后，我想："这是我在职位上进步的大好时机。"不料，Mme Meuli 医生离职后，一个叫 Kurt Nievergelt❶ 的人接管了她的工作。他是个非常好的人，以前在巴尔格瑞斯特医院做过医生助理，后来到别的医院进行了普外科和现代骨科方面的培训。他是足外科方面的专家，令人印象深刻。他还在巴尔格瑞斯特医院制定新标准，逐渐将医院从传统的长期治疗骨科病人的机构，转变成一个现代化的医院。为了了解我是否有升迁的机会，我问他打算在医院工作多长时间。他说目前还不确定。如果 Scherb 教授同意指导他攻读博士学位（privatdozent❷），他至少还需在医院工作 4 年。我很快意识

---

❶ Kurt Nievergelt（1913—1990）于 1938 年在巴尔格瑞斯特医院任住院医师，1950 年后任顾问医生，后转入私人医院工作，于 1979 年退休。

❷ privatdozent(PD)是欧洲大学特别是讲德语的国家授予的一种学位。获此学位的人有资格在大学讲课。该学位和理学博士（PhD）相似。

到我的升迁之路被阻断了，我需要等很长时间才能有所进步。

在巴尔格瑞斯特的生活充满挑战和乐趣，但过了一段时间就归于平淡了。该医院受传统思想影响较重，偏于保守。人们的开拓进取精神有所欠缺，对此我有些失望。正在我思考未来的时候，在 1945 年底，一个偶然的机会，我从报纸上看到了一则广告，招募 5 名志愿者去埃塞俄比亚当地医院做外科医生。这则广告激发了我的想象力，我以前曾想过去非洲工作。我十几岁的时候参加过一个夏令营，夏令营的老师曾是科普特基督徒（Coptic Christians），也是一位在非洲传教的女护士。她用各种各样的故事来丰富我们的想象力，告诉我们非洲的当地居民正在遭受各种疾病和苦难的折磨，非常需要帮助。她反复说，年轻的外科医生在非洲有很多机会，能为当地人做好事。

就像当年那位女护士激发了我这个男孩的想象力一样，这则广告使我寝食难安，我一定要抓住这个机会。第二次世界大战把我们禁锢在瑞士国内长达 5 年，不能出国旅行。那场战争于 1945 年 5 月刚结束，作为一个外科医生到海外工作、到非洲旅行的机会就来了。我虽然递交了申请，但没抱太大希望，因为他们招募的是总住院医生，且要求是有临床经验的外科医生。在结果公布后，我又一次被幸运女神眷顾了。申请的医生数量多得惊人，主办方从中挑选了 5 名有总住院医生资历的医生。然而，当人员确定后，他们开始为资历和职位争吵，并且其中一人退出了。主办方后来决定用两位年资较低的医生助理来取代他。我的机会终于来了。另外，由于我会说法语，这使我在埃塞俄比亚工作有巨大的优势。

1945 年 12 月，我得到了那份工作，并被告知将于 1946 年 4 月出发去非洲。我突然变得慌乱起来。我本打算用 2 年的时间来完成我的医学博士论文。我原来设计的论文是分析病人在跑步机上运动时心电图的变化规律，这也是 Scherb 教授擅长的专业。这项研究本来预计持续 1 年。但现在我突然发现，只剩 3 个月的时间来进行研究和撰写论文了。

巴尔格瑞斯特医院保存了很多病人的 X 线片，可追踪到 1900 年，那时人们对骨关节疾病的 X 线片表现还不甚了解。在 1900 年前后的那一段时间，髋关节结核比较常见。1910—1912 年，有些髋部疾病，如 Legg-Perthes 病（儿童股骨头缺血坏死），很难诊断，经常和髋关节感染相混淆。所以，一些 Legg-Perthes 病患儿被误诊为髋部结核，被迫住进隔离病房进行卧床休息。我突然冒出了一个大胆的想法，即将医院收藏的 Legg-Perthes 病患儿的髋部 X 线片进行收集和整理，只保留那些随诊至少 20 年的 X 线片。这样病例数就会大大减少，也便于总结。因为很多 X 线片仍然储存在原来的玻璃盘子里，把这些照片收集起来很麻烦。我发明了一项新技术来收集这些照片，这项技术在后来我制订手术计划时也被应用。我用绘图纸把 X 线片上的图像复制下来，这样我就可以把处于疾病不同时期的股骨头的轮廓记录下来。通过这个方法，我吃惊地发现，可以肯定地说，对髋关节结核病人，功能锻炼比长期制动和卧床治疗效果要好得多，而且还发现髋关节有半脱位和关节间隙变窄的病人，预后都较差。

我的研究中共纳入了 18 个病例，这对完成论文已经足够了。我终于在 3 个月内完成了论文的撰写，并于 1946 年 4 月被授予医学博士学位。

1946 年 5 月 5 日，这一天是 Marty 的生日。此时，她已经是我的未婚妻了。就在这一天，我离开马赛前往埃塞俄比亚。我的大部分朋友都认为我去非洲简直是疯了。他们想象着会有各种各样的危险，而我想的是各种冒险和奇遇。我有机会为当地人做一些"好事"，这一点是最有吸引力的。

Jeam Moraz 医生是我在巴尔格瑞斯特的一个好朋友。我们决定在住院医师培训结束后，一起开一家诊所。我把他介绍给我的妹妹 Violette。他们恋爱了，并准备结婚。我对 Violette 说，等我回来后再结婚。当然，她知道我和 Marty 已经订婚了，而且 Marty 准备去非洲找我，我们在那里举行婚礼。

我在出发之前做了充分的准备，我已经不是一个毛头小伙子了。我给 Scherb 教授当助手期间学了很多东西，我的手术量比一般的年轻医生助理都要多。因此，到了埃塞俄比亚之后，我变得很独立。

埃塞俄比亚

我还有另一项非常重要的能力，那就是我的观察能力。当我看到别的医生做手术时，我就在想如何使这项手术得到改进。

MEM：我在埃塞俄比亚的 18 个月，遇见了许多奇妙的事，这些经历使我受益终生（图 11）。埃塞俄比亚是一个完全不同的世界，它的文化比较原始。男人地位高高在上，女人地位卑微。病人的生命是廉价的，所以我们的工作条件也极其原始。我们没有受过训练的助手，没有办法访视病人。我们只能治疗通过望诊就能诊断出来的疾病，如阴囊橡皮病、足部畸形肿胀和各种肿块和疙瘩。腹部外科根本不存在，没人听说过阑尾炎这类疾病。阑尾穿孔是致命的。

出发前在马赛等船时，我很幸运，用 4 个瑞士金币换了一整箱子医学书。我如饥似渴地读着这些书，它为我奠定了外科解剖和手术技术的基础。没人指导你的工作，大部分时间我都是自己做手术。我们的助手没有接受过专业训练，只能拉钩和掌灯。我必须学会快速高效地完成手术。因为手术台上没有助手，每一步手术都很困难。从 1946 年 4 月到 1947 年下半年，经过 18 个月的锻炼，我的手术技术日臻成熟。我学会了认真查体，详细制订手术步骤，

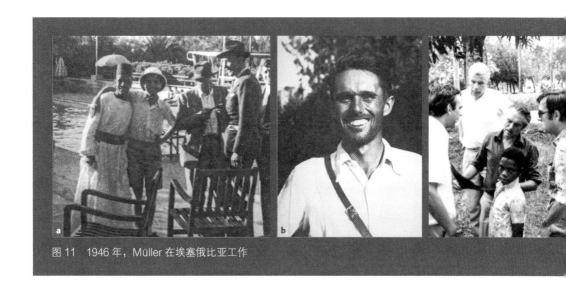

图 11　1946 年，Müller 在埃塞俄比亚工作

手术做得又快又仔细。我相信我的手技，我经常连续几个小时地练习魔术，这对我提高手术操作水平很有帮助。随着手术技术的不断提高，我可以使一个复杂的手术变得很简单。我做手术所用的时间通常是别人做同样手术所用时间的一半。我还通过改进手术器械来设计新的术式或将原来的术式进行改良，使之更简单，效果更肯定。我常常在观摩别人的手术时，突然就能想到如何对这一手术进行改进，省略不必要的步骤。由于我能将复杂的手术简单化，从中也获得了很多自信。我乐于把我的手术技巧演示给别人看，并做一些别人不敢做的手术。我发明的手术器械非常有效，使我受益终生。外科医生的手技非常重要。我的手技和认真进行术前计划的习惯，以及强大的自信心，对我做手术演示时帮助很大。观摩我手术的人说我有"两只右手"。而事实上，我认为我左手的灵活度远不如右手，左手也根本不能胜任右手的工作。

JS：我想你一定明白，人们看你的手术，就像看魔术表演。

MEM：你可能认为魔术是一个人人都可以模仿的东西，但实际上它是一个你永远也学不会的东西。手术如同变魔术，有些人技术上很有天赋，化繁就简的能力很强。例如拉小提琴，无论我练习的多么刻苦，无论我手里的小提琴多么好，我也不会演奏小提琴。我知道除了手巧之外，我还有另一项非常重要的能力，那就是我的观察能力。当我看到别的医生做手术时，我就在想如何使这项手术得到改进。例如，我参观 Danis[1] 的手术时就暗自告诫自己："永远不要像这个人一样做手术。"他在做手术时，需要很多不必要的器械，反而使手术变得更加困难。他没有特制的手术床就无法做手术，而那手术床需要两个熟练人员操作。我从来没有使用过牵引床。如果术中需要牵引，设计一个用于局部牵引的器械即可，不必把病人放在特殊的牵引床上，而后固定肢体并进行牵引。这就是为什么我设计了一个外固定器，其螺杆部有螺纹，既可以加压，又可以撑开。Charnley[2] 设计的外固定器只能加压，不能撑开。当我使用这个器械后，我立即想到如何改进它，如何使它更稳定，并具备加压和撑开两种功能（图 12）。

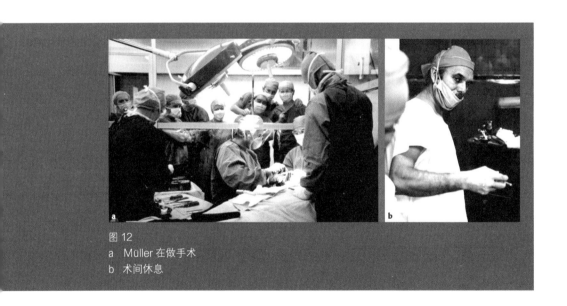

图 12
a Müller 在做手术
b 术间休息

[1] Robert Danis（1880—1962）是比利时手术接骨的先驱，他在比利时布鲁塞尔自由大学的外科临床部工作。

[2] Sir John Charnley（1911—1982）是一位英国骨科医生，是髋关节置换手术的先驱。1958 年，他在英国曼彻斯特的莱廷顿（Wrightington）医院主持髋关节外科中心的工作。

埃塞俄比亚归来：利斯塔尔（Liestal）
1947—1949

> 我下定决心要做一名骨科医生，先返回巴尔格瑞斯特医院做一名总住院医生，接着完成骨科专业的培训。

JS：你从埃塞俄比亚回来后，为什么要接受普外科培训？你是在哪个医院接受培训的？

MEM：我是 1947 年离开埃塞俄比亚的，那时我妻子怀了孕，但不幸流产。在当年的 2 月份，她怀上了 Jean-Pierre，但她不想在埃塞俄比亚生孩子。当我回家之后，我的第一个想法是先当一名外科医生，然后再学习骨科。那时的培训机制就是这样安排的。

我是在利斯塔尔开始普外科工作的，当时的主任是 Berger[1] 医生。我告诉他我的最终目的是成为一名骨科医生，我在这里工作不会超过 2 年。这是我们事先谈好的协议。在那时的利斯塔尔，外科系统不分普外科和骨科。除

---

[1] Arnold Berger 于 1930—1952 年在瑞士利斯塔尔市卡通斯皮托（Kantonsspital）医院任外科主任。

了耳鼻喉科和眼科外，Berger 医生（Hans Willenegger 教授的前任主任）负责
指导所有软组织与骨的手术。整个欧洲，几乎所有的骨折都由普外科医生治
疗，且所有的骨折都采用保守治疗。下肢大关节的骨折，如膝关节骨折，先
在麻醉下行骨折复位，然后进行牵引，以便使骨折块达到最好的对位。大部
分骨折采用闭合复位石膏固定。

手术治疗骨折在当时很少见。可能最多也就是通过钢丝环扎，使骨折对
位更好一些。有些医生也用 Kirschner[1] 针（克氏针）固定关节骨折。也就是说，
一旦闭合复位失败，简单的长骨骨折可以用钢丝环扎，关节骨折可以用克氏
针固定。这在当时是比较实用的技术，在利斯塔尔也是这么做的。克氏针常
用来固定踝关节和一些儿童骨折。胫骨和股骨的横形骨折有时也用髓内钉固
定，但应用例数很少，只是在闭合复位不能达到骨折端满意对位时才应用。
所有的股骨颈骨折都用 Smith-Petersen 发明的三翼钉或 Böhler 钉固定。因为
这类骨折若采取保守治疗，由于卧床时间过长，其并发症可能是致命的。即
使侥幸活下来，骨不连的发生率也很高。另外，股骨转子间骨折和股骨颈骨
折不一样，通过牵引也能愈合，但卧床牵引时间长达 4 个月，然后使用髋人
字石膏固定。骨折愈合后，康复时间也需好几个月。病人骨折愈合后很难独
立行走。如果是老年人，上述治疗方法的死亡率很高，但这是当时能提供的
最好的方法。由钢板和拉力螺钉组成的动力髋螺钉系统是 1956 年才应用于临
床的，在那个时候还尚未存在。在动力髋螺钉系统上市后，普通转子间骨折
的死亡率就明显下降了。

股骨干骨折当时主要用牵引治疗，牵引 3~4 个月，然后用髋人字石膏继
续固定至少 3~4 个月。但横形骨折有时用髓内钉固定。骨折愈合后，至少需
要 1 年的强化物理疗法来治疗关节僵硬、肌肉萎缩和无力。你知道，那时的
临床医生知识面较窄。如果应用手术治疗骨折，他们或者千篇一律，什么样
的骨折都用 Danis 钢板固定，或者选择髓内钉时适应证也不是很明确，能用

---

[1] Martin Kischner（1879—1942）于 1909 年发明了克氏针，分别
于 1916 年和 1927 年在德国的哥尼斯堡（Königsberg）和图宾根
（Tübingen）医院任外科教授。

就用。

JS：你在利斯塔尔跟随 Berger 医生工作两年半，大部分做的是普外科手术，即腹部手术或其他软组织手术，那么你的骨科培训计划是怎样推进的呢？

MEM：1947 年，在利斯塔尔接受那份工作时，我一开始就和 Berger 医生说我只在那儿工作 2 年。我下定决心要做一名骨科医生，先返回巴尔格瑞斯特医院做一名总住院医生，接着完成骨科专业的培训。你肯定记得 Berger 是 Lorenz Böhler[1] 的学生，而 Lorenz Böhler 极力主张用石膏固定大腿骨折时不应附加内衬。Berger 深得此真传，也如法炮制，用石膏固定大腿骨折时不用衬垫。因此，公平地说，我在利斯塔尔没学到什么手术治疗骨折的经验。

在埃塞俄比亚和瑞士培训的经验使我有资格在利斯塔尔直接以普外科总住院医生的身份工作。在利斯塔尔工作 2 年后，我对 Berger 医生说，我很快就要离开了。他问我是否能再延长 2~3 个月，直到他找到合格的接班人。我同意了。但我没有必要在利斯塔尔待更长时间，因为以我在埃塞俄比亚和利斯塔尔的经历，我只要在这里工作一年多一点的时间，就能获得普外科医生的资格证书。

JS：你已经是一个普外科医生了，又要继续学习骨科，这样的安排是你自己要求的，还是由当时的培训机制决定的？

MEM：培训机制并无这样的要求。在当时的骨科医生中我是个例外。在我之后，也很少有人拥有普外科和骨科两个资格证书。骨科医生需要接受一些普外科培训，但不需要拿到普外科的资格证书。那时的骨科医生只做一些矫形手术，如简单的骨与肌腱手术，仅此而已，而骨折全部由普外科医生治疗。我在埃塞俄比亚、利斯塔尔和后来的弗里堡的工作经验足以胜任普外科顾问医生的资格，这使我对创伤病人的治疗得心应手。但当时的巴尔格瑞斯特没有创伤医院。我在成为骨科医生之前 2 年获得了普外科医生的资格证书。

---

[1] Lorenz Böhler（1885—1973）是 20 世纪初期最著名的创伤外科医生之一。1925—1961 年，他在奥地利维也纳的一家创伤医院任医学部主任，该医院后来以他的名字而重新命名。

国外游学：访问欧洲骨科中心

> 我终于找到了进行骨科培训的理想医院。那里病人数量多，病种复杂，医生们的手术技术高得让人难以置信。

MEM：我的计划是返回巴尔格瑞斯特医院做一名总住院医生。我知道要得到那个职位会面临很强的竞争，因为该医院的职位在瑞士炙手可热。我必须把我的培训经历做得漂漂亮亮，使院方无法拒绝我。在 20 世纪 50 年代，外科培训没有标准的程序，受训者都是根据自己的情况把培训安排好。我的想法和一般人不一样。一般的受训者都是接受他们能得到的位置，而不是争取最好的机会。我计划在我向巴尔格瑞斯特医院递交骨科总住院医生的申请之前，尽可能多地到欧洲主要骨科中心参观学习。这样，一方面我可以学到更先进的技术，另一方面我可以大致了解将来要到哪一个医院进行骨科培训，以便将来能成为最好的骨科医生。这就是我的目标。

JS：你去欧洲游学做些什么呢？

MEM：当我离开利斯塔尔的时候，为了将来更好地完成骨科培训，我必须完成为期 6 个月的国外游学。我想看看那些著名的骨科医生们都在干什么，尽可能多地学习现代骨科知识，找个好医院来完成培训。这次游学的费用我不得不自己支付，但我觉得这是对自己的未来进行的必要投资。我以前说过，那时候医生的专科培训没有固定的模式，住院医生们都八仙过海，各显神通，为自己安排最好的学习机会。在我去埃塞俄比亚之前，巴尔格瑞斯特医院向我承诺，如果我愿意等的话，一旦总住院医生这个职位有空缺，我会被优先考虑。但我想把培训做得尽可能完美，使他们无法拒绝我。

我的游学经历首先从德国的大医院开始。在位于巴伐利州的阿尔卑斯区的班德图兹（Bad Tölz）医院，我见到了 Lange[1] 教授和总住院医生 Witt[2]。我观摩了他们运用清创和重建手术来治疗伤员。这些伤员通常有持续的畸形、骨不连和慢性骨髓炎。后来 Lange 医生去了慕尼黑，Witt 医生去了柏林。我在慕尼黑拜见了 Hohmann[3] 医生，然后一路向北，在科隆（Cologne）和亚琛（Aachen）停了下来。不幸的是，Pauwels 教授当时不在亚琛，但后来我设法和他见了几次面。我还去过巴黎，而后去荷兰莱顿市（Leiden）的一家医院参观，Van Nes[4] 医生在那里当院长。就在那家医院，我立刻意识到，我终于找到了进行骨科培训的理想医院。那里病人数量多，病种复杂，医生们的手术技术高得让人难以置信。Van Nes 医生是其中的佼佼者。我决定在这所医院最少学习 6 个月。

---

[1] Max Lange（1899—1975）于 1945—1968 年任德国慕尼黑市路德维希·马克西米利安（Ludwig Maximilian）大学骨外科系的教授和系主任。

[2] Alfred Nikolaus Witt（1914—1999）于 1945—1968 年任德国自由大学骨外科系主任，后来他接替他的老师 Max Lange 教授任德国慕尼黑市路德维希·马克西米利安大学骨外科系主任，1982 年退休。

[3] Georg Hohmann（1880—1970）于 1930 年任歌德大学骨科教授和系主任，并任法兰克福市弗里德里希姆（Friedrichsheim）大学医院院长；1946 年成为慕尼黑大学骨科教授和系主任，1946—1954 年任该大学校长。

[4] Cornelis Pieter Van Nes（1897—1972）于 1935—1952 年任莱顿市安娜（Anna）医院院长。

莱顿市的 Van Nes 医生

你只有观摩了 Van Nes 医生的手术，才能
了解他的手术技术是多么的炉火纯青。

　　你只有观摩了 Van Nes 医生的手术，才能了解他的手术技术是多么的炉火纯青。在一天的时间里，他和他的助手们能连续完成 20 例手术，其中至少有 5 例大手术，如髋关节融合或复杂的脊柱手术。这样的"盛况"每周都会重复一次。Van Nes 在波士顿跟随 Smith-Petersen[1]，在巴黎跟随 Robert Judet[2] 学习过。他用我见过的最好的手术器械，应用最现代的技术进行手术。令人难以置信的是，他竟然自己设计和制造手术器械。

[1] Marius Nygaad Smith-Petersen（1886—1953）于 1935—1946 年在哈佛任骨外科教授，1929—1946 年在马萨诸塞州总医院任骨科主任。

[2] Robert Judet（1909—1955）曾在法国加尔什（Garches）雷蒙·普恩加莱卡（Raymond Poincaré）医院任骨科主任。

访问 Danis 医生

我在莱顿真是大开眼界。复杂病例之多，
手术速度之快，完全超乎想象。Van Nes 医生
刀法纯熟，他的助手们几乎都不上什么忙。

Van Nes 医生告诉我，如果我想学习现代骨科技术和骨折的手术治疗方法，就应该去比利时拜访 Robert Danis 医生。我于 1950 年 3 月 1 日到达了那里。Danis 是一名普外科医生，他在一家综合医院工作，但他在 Lambotte[1] 医生曾经工作过的一所私人医院，用手术方法治疗骨折。他做手术时没有助手，都是一个人完成手术。我去之前给他写信，说我要拜访他。他告诉我准备了 2 台手术供我参观。不幸的是那 2 台手术被取消了。Danis 很不好意思，作为补偿，他给我介绍了 2 个以前治疗过的病例，其中一例是前臂双骨折并发骨不连，他用自己发明的加压钢板，对骨折断端进行加压。

另一例是他们在 2 周之前刚完成的股骨干骨折的手术，他们用的是双钢板固定。Danis 说，他治疗骨折从不用石膏。在他的医院，所有的骨折都进

---

[1] Albin Lambotte（1866—1955）于 1900 年后在比利时安特卫普（Antwerp）的斯图伊文伯格（Stuyvenberg）医院任医学部主任。

行手术治疗，病人术后患肢立即开始练习活动。术后康复的目的是尽快恢复患肢和关节的活动。

JS：有多少住院医生像你一样到国外游学以开拓视野呢？

MEM：据我所知，我是唯一的一个。

JS：去拜访各位专家之前你是怎样安排的？你是通过他们发表的文章或出版的著作认识他们的吗？

MEM：是的，例如 Lange 医生，他是德国一家骨外科杂志的编辑。在 Van Nes 那儿学习时，我还进行了两项临床研究。第一项是关于术后下肢深静脉血栓预防的。你不要忘了，这是在 1950 年！我使用的药物是苯丙香豆素和二吡喃乙酸乙酯 ❶。我们想确定哪种药对预防术后血栓更有效。我和 Van Nes 手下的总住院医生共同在一家荷兰杂志上发表了这篇文章。他负责将这篇文章翻译成荷兰语，所以署上了他的名字。第二项研究是关于髋关节成形的，即将 Robert Judet 和 Smith-Petersen 分别发明的两种手术方法的治疗效果进行比较，其目的是确定对于陈旧性髋部骨折，选用哪种术式会更好。正如你想象的那样，Van Nes 对陈旧性股骨颈骨折不做截骨，这一点和德国的 Pauwels 医生的做法不同。Judet 手术更适合股骨头有损伤或股骨颈有缺损的病人。这项观察结果对我后来进行的髋关节成形的研究很有帮助。

我在莱顿真是大开眼界。复杂病例之多，手术速度之快，完全超乎想象。Van Nes 医生刀法纯熟，他的助手们几乎帮不上什么忙。1959 年我在梅奥诊所看到的情况也大致如此，住院医生们上手的机会也很少，大多数在术中只做些切皮和缝皮的工作。上级医生做完复杂手术后，在下午一点准时离开手术室。住院医生们只能得到一些"残羹冷炙"，把剩下的几个简单手术做完，聊以自慰。

JS：是 Van Nes 推荐你拜访 Danis 的吗？

MEM：是的。我是 1950 年 3 月 1 日去见 Danis 的，我只和他待了 1 天，3 月 2 日就返回了莱顿。

---

❶ 苯丙香豆素和二吡喃乙酸乙酯都是抗凝剂。

JS：你以前听说过 Danis 吗？

MEM：听说过，但我对他和他的工作知之甚少。我知道他在 1949 年出过一本书，有些医生按书中介绍的方法治疗前臂骨折。在见到他本人之前，我对他并不了解，只知道他经常用拉力螺钉和加压钢板治疗骨折。Danis 只用自己的方法治疗骨折，其他人也大致如此。加压是他治疗骨折的基本技术，他或是通过拉力螺钉或是通过钢板来实现骨折端之间的加压。加压能使骨折端达到绝对稳定，他认为这是骨折愈合的关键，并把这种愈合方式称为原始骨折愈合。这种治疗方法获得的骨折愈合，在 X 线片上看不见骨痂，他称之为"自动焊接"。

JS：Danis 治疗的什么病例给你留下的印象最深刻？

MEM：第一个病例是他 2 年前做的手术。Danis 专门安排那个病人来复查，以便我能目睹治疗效果。那是一个前臂双骨折的病人，从他那儿我学到了以前闻所未闻的东西。治疗骨不连竟然可以不切除假关节周围的瘢痕组织，不需要打通髓腔，也不需要植骨。Danis 所做的只是用他发明的钢板对骨折断端进行加压。然后，就像变魔术一样，骨不连自行愈合了。X 线片上看不到骨痂，但骨折"突然"就愈合了。同样令人吃惊的是，术后病人可立即开始进行患肢活动，完全不用石膏固定。骨折愈合的同时，患肢功能也几乎完全恢复。

第二个病例是新鲜的股骨干骨折，用 2 块钢板固定，术后 2 周病人即可扶单手杖行走。我以前从来没见过这种情况，只是 6 年前在伯尔尼做临时代理医生时，见过用髓内钉固定股骨骨折。Danis 所做的类似病例并不多，因为他不是专门治疗骨折的医生。他把他治疗的病例列了一个清单，并配有简图，将治疗过程中所遇到的问题记录下来。即使这些简单的描述，也比当时大多数医生所做的要好很多。在那个年代，循证医学甚至还没有起步，人们大都靠传闻来获取知识或从有良好声誉的医生那里取得指导意见。顺便说一句，这一现象至今仍不少见。但也有例外，昨天跟你说过，Reinhold Ganz[1]

---

❶ Reinhold Ganz（1939 年出生）是伯尔尼骨外科临床医学部主任，于 1981—2004 年任骨科系教授和主任。

医生不允许开始治疗前记录他的病例。他认为如果把所有的事都记录下来，则会误导别人。

JS：需要澄清一下，在 AO 早期阶段也用双钢板治疗股骨骨折，但结果很差。

MEM：是的，确实如此。但我用双钢板治疗的结果并不差。你看看 Weber[1] 和 Mumenthaler[2] 所做的病例就知道了。如果你术中操作很仔细，创伤很小，保留骨折片的血运，固定时少用螺钉，并将 2 块钢板错开，就会取得满意的效果。当然，我同意，固定股骨最好的方法还是髓内钉。

[这个例子充分说明 Müller 的自信，他认为自己无所不能，他的手术设计是金科玉律、不容改变。他众多的成功经验往往使他的判断偏离客观实际。他治疗所有的骨折都应用绝对稳定原理，并取得很大成功，因此在瑞士弗里堡（Fribourg）制定骨折内固定原则时，他特别强调绝对稳定这一原则。后来，1958—1978 年，人们用了 20 年的时间才逐渐意识到相对稳定或在 X 线监控下进行的微创手术，也是治疗骨折的好方法。Müller 对自己的治疗理念深信不疑，因为它得到了自己和其他同行治疗结果的支持。他不能接受任何对骨折端应保持绝对稳定这一理念的修正。例如，对 Enrique Quiepo de Llano 医生发明的桥式钢板技术，Müller 就表示反对。那位医生曾悲哀地说，每当他试图和 Müller 讨论他根据相对稳定理念治疗骨折的最新进展时，Müller 就毫不客气地打断他，并武断地说："这条路根本行不通。"]

JS：当看到 Danis 治疗骨折的新技术时，你想到了什么？

MEM：我当时就想，应用这种方法治疗骨折，术后不用石膏固定，这

---

[1] Bernhard G Weber（1927—2002）是圣加伦（St Gallen）医院骨科主任。

[2] Andrea Mumenthaler（1927—2000）于 1967—1982 年，任伯尔尼州朗根塔尔（Langenthal）医院矫形与创伤科主任。

一点是我最重要的收获。我以前从没见过这种治疗方法，也根本没有想到有这种可能性。我认为，骨折治疗的很多并发症，如严重的关节僵直，都是术后石膏制动的结果。我受到的另一个启发是，应用加压原理治疗骨不连，不需要切除假关节周围组织，也不需要植骨。

JS：你拜访 Danis 时，他多大年纪了？

MEM：我不知道他的确切年龄，但当时他肯定超过 60 岁了。

JS：Danis 使用骨折端加压原理治疗骨折有多长时间了？

MEM：他对我说，他从 1926 年就开始用这种方法治疗骨折了。我是在那之后的 25 年去拜访他的。

1928 年，Danis 发表了第一篇应用他发明的加压方法治疗骨折的文章。他和 Lambotte 在同一所医院工作，他是后者的继任者，但他工作时总是一个人单打独斗。他治疗骨折的方法实际上是 Lambotte 治疗理念的延伸。他兼职工作的那所私人医院只治疗一小部分特殊的骨折病例，因为 Danis 是一个普外科医生，治疗骨折只是他日常工作的一部分。就像 Van Nes 一样，一个好的外科医生必须会自己设计手术器械。这并不是说他必须是机器加工方面的行家里手，而是说他应该会自己设计手术器械。Danis 自行设计改锥、螺钉和钢板，并交由一个大的器械厂，即杰姆布鲁克斯（Gembloux）公司，加工生产。他设计的手术器械曾在法国应用，但没在德国销售。一些瑞士医生也使用他的钢板。我的好朋友 Robert Schneider[1] 的确使用过 Danis 手术器械。他在里昂听过 Danis 的演讲。后来，我见过他应用 Danis 钢板治疗前臂骨折。1952 年，我再次在部队服役。有一次和同事们讨论骨折治疗方法时，Schneider 曾问过我是否认识 Danis。那可能是第一次我和 Schneider 认真讨论骨折治疗方法。就在那次讨论中，我告诉他，我拜见过 Danis，且我的治疗理念也由此而生。

---

[1] Robert Schneider（1912—1990）于 1956—1970 年任伯尔尼州大赫希斯泰滕（Grosshöchstetten）医院外科主任，后在比尔市的一家私人医院工作。

返回瑞士

> 在军事学院毕业后，我必须完成服役期。
> 在此期间，我不断地寻找下一步出路。

JS：能不能这样说，拜访 Danis 之后，你的骨折治疗理念全面更新了？

MEM：也不能完全这样说，那些新理念是在稍后的一段时间内形成的。你知道，在我离开利斯塔尔时，我的梦想是申请巴尔格瑞斯特医院总住院医生的职位。1946 年，在我去埃塞俄比亚之前，我和 Nievergelt 讨论过这个问题。Nievergelt 当时是这所医院的总住院医生，他说如果 Scherb 允许他攻读博士学位，他将在这儿工作 4 年。这就是我去国外游学，在莱顿进修学习并在利斯塔尔工作的缘由。在某种程度上，我是为了打发这段时光。1950 年，当我从荷兰返回瑞士重新申请那个职位时，我被告知 Scherb 教授退休了，Francillon[1] 教授接替了他的主任位置。Francillon 曾经在 Scherb 手下当总住院医生。当他知道 Scherb 教授无意在短时间内退休，他接班无望时，就到苏黎世一家私人医院工作，以待时机。当 Francillon 接班后，他发现 Scherb 退休之前，

---

[1] Max René Francillon（1899—1983）于 1950—1969 年任苏黎世巴尔格瑞斯特骨科大学临床医院主任。

已把总住院医生这一职位许诺给了别的医生，而医院遵守这一承诺。这意味着我的晋升之路至少在 2 年内又被阻断了，我还得找地方打发这段时间。

在我寻找总住院医生这个职位时，我向苏黎世儿童医院递交了申请。当时 Grob❶ 教授在那当主任。我想跟他一起工作，从而成为进入最后一轮筛选的两位候选人之一。我之所以对这个位子感兴趣，是因为他们的工作涉及心脏手术。我在莱顿医院跟随 Van Nes 医生工作时，对那儿开展的心脏手术印象很深，并且结识了当时荷兰最有名的心脏外科医生。他在美国接受过培训，当时正在莱顿医院工作。我是在写术后血栓预防的文章时认识他的。但最终 Grob 教授选择了那位来自洛桑的候选人，他曾在大学临床医院 Decker 的手下工作过。后来在 1957 年，我离开巴尔格瑞斯特医院后，Grob 邀请我到他的医院专门治疗骨科病人。

在 1950 年末，我发现进巴尔格瑞斯特的计划又泡汤了。我去干什么呢？我的第一个打算是申请去军事学院学习一些课程，然后就能得到中尉军衔。我被分配到我原来服役的单位，即医疗救护队。军事学院毕业后，我必须完成服役期。在此期间，我不断地寻找下一步出路。我看到一则广告，说弗里堡医院正在招一名总住院医生。我的资质完全合格，所以我递交了申请。先前得到那个职位的人，因为某些原因没能就任，所以我捡了个漏，得到了那个职位。

---

❶ Max Grob（1901—1976）是瑞士第一位心外科医生。1939—1971 年，他担任苏黎世儿童医院的外科主任。

弗里堡

> 这个安排给了我巨大的机会，我可以放开
> 手脚，按自己的方法治疗骨折。

MEM：我前往就职的位于弗里堡的勃格斯皮托（Bürgerspital）医院是一个综合医院。刚开始我准备在这儿工作 1 年，后来做了些延长。科主任是 Grec[1] 医生，他是瑞士人，是洛桑治疗骨折的著名教授 Decker 的学生。Decker 是骨折保守治疗的坚定支持者，对所有的骨折都采用牵引或石膏固定来治疗。当 Grec 医生知道我对治疗骨折感兴趣时，就让我专门负责骨折病人的治疗，因为他对这一领域不太熟悉，工作兴趣不在这个方面。这个安排给了我巨大的机会，我可以放开手脚，按自己的方法治疗骨折。在我拜访 Danis 之后，我不断地思考骨折治疗方法，尤其感兴趣的是通过加压使骨折端稳定、术后立即开始患肢活动、不用石膏固定这种方法。

在开始工作一段时间后，我对当地医院的环境逐渐熟悉起来。弗里堡地区有 5 家医院，它们轮流治疗骨折病人。在我工作了 5~6 个月之后，有趣的

---

[1] Vincent Grec 于 1948 年任位于弗里堡的勃格斯皮托医院的外科主任。

事情发生了。以前将伤员送到哪家医院治疗是由警察决定的，所以他们必须不停地了解应该由哪家医院接收伤员。但突然之间，所有的受伤病人都送到我所在的医院来了，别的医院几乎一夜之间一个创伤病人都没了，他们都要求来我的医院治疗。弗里堡并不大，消息传播得很快。从一开始，我对所有的闭合胫骨骨折都采用拉力螺钉或拉力螺钉加钢板治疗。我有手术所需要的所有设备和器械。医院对我很好，Grec 医生对我完全放手，使我能够订购由杰姆布鲁克斯公司生产的全套 Danis 螺钉和钢板，当时 Danis 发明的手术器械全部由这家公司生产。

我治疗骨折的理念是绝对稳定固定和术后早期开始患肢活动。以胫骨骨折为例，当术后患肢关节功能完全恢复，肿胀全部消失后，再用膝上石膏固定患肢。此时患肢不能负重，病人可扶拐行走。术后 4 周，去掉长腿石膏，拆除伤口缝线，复查 X 线片。如一切正常，患肢用膝下石膏固定，膝关节可自由活动，回家继续练习行走。

JS：在 1950 年，螺钉和钢板的加工仍较粗糙，你能确定 Danis 钢板是最好的吗？

MEM：是的，我去他那儿参观时立即就意识到，他的钢板是最好的。我将常用的一些钢板和螺钉的生产厂家的名称一一记下。在弗里堡开始工作后，我马上就订购了所需器械。

JS：你在弗里堡工作了多长时间？

MEM：总共 14 个月。

JS：在这期间，你治疗了多少胫骨骨折？

MEM：总共 75 例，每一例都认真随访，并有详细记录。其中 72 例效果良好，3 例失败，这 3 个病例失败的原因不是手术方法，而是我的操作失误。你也许认为我在那儿工作时间仅 1 年出头，对病人的随访时间并不长，但我随访得很仔细。

JS：你的治疗方法和 Danis 完全相同吗？

MEM：不完全相同。毫无疑问，拜访 Danis 是我骨折治疗理念的转折点，但我同时也意识到，他的工作有改进的余地，改进后治疗效果会更好。尽管如此，我在 Danis 处学到的骨折稳定固定原理成为我治疗骨折的基本原则。

［这就是典型的 Müller 风格。每当他看到了一个新技术就努力学习并掌握它，然后就立即着手研究如何改进它，并使它变得更好。］

MEM：治疗骨折最重要的是达到绝对稳定固定，这是消除患肢疼痛的关键。这一点我是从伯尔尼及 Danis 那儿亲眼见到的骨折病人身上学来的。病人只有在术后患肢不疼痛的情况下才能开始练习活动。第二个关键点是术后早期活动对邻近关节功能的恢复十分重要。在关节功能恢复以后，即使再用石膏固定，关节功能也不会受影响。我也很注重阅读专业文献，看过 John Charnley 的著作《常见骨折的闭合治疗方法》。

Charnley 加压外固定架的改进

我设计的第一个手术器械是经过改良的改锥。我不明白以前改锥的手柄为什么是圆的，由于很难握紧，使用起来很不方便。

JS：《常见骨折的闭合治疗方法》一书主要介绍骨折的闭合治疗，方法相当保守。

MEM：的确如此，但书中有两点非常重要。第一，松质骨在加压状态下很容易愈合。书中强调松质骨和皮质骨的愈合方式是不同的。Charnley 详细描述了如何用外固定架对松质骨进行加压。第二点是 AO 至今仍没有意识到的一个问题，即长管状骨的皮质骨和干骺端松质骨的愈合方式是不同的。他强调，前者主要通过骨痂形式来愈合，后者通过直接接触而愈合。这是一个重要的理论上的进步。我一到巴尔格瑞斯特工作，就开始设计加压外固定架，其固定杆自带螺纹（这是对 Charnley 外固定架的改良），用它进行膝踝关节融合效果良好。我的外固定架较 Charnley 架有重大改进，既可撑开又可加压，而且更稳定。我第一个证实，将这 2 种外固定架联合应用对转子间截骨进行固定，可以使截骨线的内侧也得到加压。你看，如果用一个外固定架对 2 枚 Schantz 针进行加压，截骨线的内侧就会张开。如果这 2 种外固定架联合应用，

对距离骨干较远的外架进行撑开，对距离骨干较近的架子进行加压，则整个
截骨面都能在加压的状态下密切接触，并很快愈合。我是 1952 年在巴尔格瑞
斯特医院当总住院医生时设计的这种外固定架。它使外固定架首次具备了撑
开功能，并使截骨线的内侧得到加压。这是我的首批原创贡献之一。

JS：你非常强调作为一名外科医生自己设计手术器械的重要性。Van Nes
和 Danis 医生都会自行设计手术器械，这令你羡慕不已。在弗里堡工作的时候，
你还设计了别的手术器械吗？

MEM：我设计的第一个手术器械是经过改良的改锥。我不明白以前改
锥的手柄为什么是圆的，由于很难握紧，使用起来很不方便。我设计了一个
新的手柄，其横截面类似一个四边形。这也是我为 AO 设计的第一个手术器械。
后来我将螺钉的尾帽也进行了改良，将十字形尾帽改为内六角形。这是 1958
年我和 Robert Mathys❶ 开展合作后完成的第一个项目。

当我在巴尔格瑞斯特当总住院医生时，我的大部分时间用来研究髋部手
术。我设计了加压外固定架，并改进了它的使用方法。我还设计了很多瞄准器，
使手术更加精确。松质骨在加压状态下确实愈合很快。我在巴尔格瑞斯特当
总住院医生时，将这一原理应用于转子间截骨，取得了较好的效果。

❶ Robert Mathys（1921—2000）于 1940 年在索洛图恩（Solothurn）
市的贝特拉赫（Bettlach）建了一家工厂，生产螺钉和手术器械。

巴尔格瑞斯特临床医院（1952—1957）

> 我决心成为一名治疗股骨近端疾病的专家，尽全力证实稳定接骨这一理论的先进性。

JS：你第二次到巴尔格瑞斯特工作是什么时候？

MEM：1951 年秋天，我在那儿做医生助理。1952 年上半年，我晋升为总住院医生。由于该医院只是选择性开展一些骨科手术，我不得不将骨折治疗的研究暂且搁置，但是后来我几乎将全部精力都放在骨科手术上，我开始考虑如何将我的新理念应用在骨科手术当中。我是一个非常有条理的人，喜欢做长远打算。我决心成为一名治疗股骨近端疾病的专家，尽全力证实稳定接骨这一理论的先进性。

［这是一个很重要的观点，是他一生遵循的行为准则。有些事看似偶然，但却是 Müller 事先精心计划的结果。］

在巴尔格瑞斯特医院开始上班后，我继续设计新的手术器械。刚开始，我主要做髋部手术，因为我要集中精力完成博士论文。由于当时应用的固定器材并不理想，我总是设法对它们进行改进。

JS：人们对你设计器械的想法怎么看？

MEM：没有人真正理解我设计新手术器械的初衷。但当手术治疗骨折被普遍接受后，人们才意识到特制的手术器械能使术前计划更易实现。器械不能代替手术原则，但可使原则更容易落实。在巴尔格瑞斯特医院任总住院医生期间，我度过了不同寻常的 5 年时光。我是 Francillon 教授的得力助手，我把所有的事都安排得井井有条，还发明了许多新手术器械。在 1957 年，我离开时，我把该医院变成了瑞士最现代化的骨科医院。

［这是 Müller 对自己角色的典型评价。在 20 世纪 40 年代，巴尔格瑞斯特是一所较大的著名骨科医院。几十年来，这所医院一直被视为一所长盛不衰的医疗机构。和传统医院不同的是，残疾儿童在医院一住就是几个月或几年。骨科手术开展得比较简单，不像该院的普外科一样能跟得上现代医学的发展。Müller 于 1951 年作为初级医生助理，第二次在该院工作，很快于 1952 年初晋升为总住院医生。恰在这一阶段，该院经历了一场重大变化。那时脊髓灰质炎疫苗上市了，几乎一夜之间，病人的病种发生了变化。肢体残疾的儿童消失了，而患退行性关节炎的成年病人大量涌了进来。Müller 用他发明的新的手术方法，如截骨术，对这些病人进行治疗。对其他类型的骨骼肌肉疾病，他也尽量用最先进的方法治疗。这样，逐渐地把他所在的医院转变成了一所现代化的骨科医院。对 Müller 来说，这毫无疑问是一所"最现代化"的医院。就他所取得的成就而言，谦虚并不是他的一个特点。］

MEM：我的声誉在当地和全国逐渐传播开来，许多病人慕名前来找我看病。甚至有些外院教授的私人病人，到处打听那些教授们什么时间开始休假，以便他们能利用那段时间到我所在的医院来住院，让我给他们做手术。我休假的时候也很忙，经常到朋友们的医院帮他们做手术。为了完成我的博士论文，我必须分出一部分精力，搜集髋部疾病的病人，详细记录他们的治疗过程，把这些当作我的论文"股骨近端截骨"内容的一部分。我对手术过程进行了详细描述，比如如何利用截骨术治疗股骨颈骨折骨不连。我的论文受到了同行们的好评，1957 年以专著形式出版，书名是《股骨近端截骨术》，它赢得了德国骨科协会设立的海因奖。我的学术地位得到承认，名誉也逐渐提高。Francillon 教授告诉我，同行专家准备联合起来，于 1957 年底，共同授予我博士学位。

JS：你为什么要离开巴尔格瑞斯特医院呢？你把它变成了一个现代化的骨科医院，那你在 1957 年为什么离开呢？

MEM：1957 年，我有了 3 个孩子，而月工资只有 1 800 法郎，家庭经济收入很拮据。为了能付得起外出度假的费用，我必须想法子赚点外快。我曾想，为了摆脱目前的经济困难状态，在巴尔格瑞斯特医院设几张私人病床，挣些额外的收入以补贴家用。1957 年 5 月，我拜见了 Francillon 教授，向他解释了我的困境，并说除非我能有机会挣些外快，否则我将不得不在 3 个月内离职。Francillon 教授将我的意见传达给了医院管理委员会，他们投票反对我拥有私人病床。委员会坚持己见，不肯让步，Francillon 教授也迎合他们的意见。我告诉他们自己并不想离开，但除非有机会能多赚点钱，否则我别无选择。Francillon 教授坚决反对我离职，甚至威胁我。他试图劝说学术委员会，收回授予我的博士学位。他说如果我申请到圣加伦新成立的骨科医院当主任的话，他就会利用他的影响力，使我的计划落空。但如果我留在巴伦格瑞斯特医院继续工作，3 年后即可就任科主任。我向他保证，由于我的大力培养，当时还是医生助理的 Norbert Gschwend❶ 医生进步很快，完全有能力成为一名出色的总住院医生。但 Francillon 教授坚持己见，不愿妥协，并说他听从学校董事会的意见。我也铁了心，不再留任。

关于学位的事被拖了 1 年多，终于在 1958 年，学术委员会决定不撤销我的博士学位。在这次抗争中，我得到了 Fanconi❷ 医生的帮助。他当时在苏黎世儿童医院工作，他因创建儿科专业而闻名。由于地位崇高，他的帮助对我至关重要。

---

❶ Norbert Gschwend（1925 年出生）于 1962 年成为苏黎世威廉舒尔泰斯（Wilhelm Schulthess）医院的主任。

❷ Guido Fanconi（1892—1979）任苏黎世儿童医院院长，1929—1965 年任儿科系教授兼主席。

苏黎世哈里斯兰登（Hirslanden）私人诊所
（1957—1960）

> 此事使人们大开眼界，又使我获得了良好
> 声誉。很幸运，我做的手术效果都很不错，病
> 人也越来越多，院方也很高兴。

MEM：1957 年 10 月 15 日，我离开了巴尔格瑞斯特医院。我是当年 6 月份和 Francillon 摊牌的，自那之后，我觉得我对他和医院没有任何义务了。1957 年夏天，我已经在苏黎世的哈里斯兰登私人骨科诊所做手术了。在离开巴尔格瑞斯特医院到哈里斯兰登诊所上班后的第一个星期一，我就预约了 2 位手术病人。在第一个手术日尚未结束之前，整个一周的手术都排满了。我在私人诊所上班的消息不胫而走，病人开始排队等候。很快，我所在的诊所变得生意兴隆。我不但在这家私人诊所工作，而且还在 4 个大学医院兼职，它们是因特拉肯、伯尔尼、巴塞尔和苏黎世儿童医院。不久后，我还在 6 家州医院做手术。每次外出手术，汽车的后备厢里都带着自己的手术器械。我做过手术的医院遍及整个瑞士，甚至出国到荷兰和德国手术，尤其在意大利，我的声誉与日俱增。

JS：1959 年你获得了普外科和骨科顾问医生的执照。当你在其他医院做

手术时，是否需要得到院方的特别许可呢？

MEM：根本不需要。完全是当地医院的外科主任说了算。如果他邀请我并承担责任，我可以做任何手术。如果手术出了问题，邀请我的医生会负责，我当然也不可能再去那个医院手术了。从 1957 年离开巴尔格瑞斯特医院到 1960 年接管圣加伦（St Gallen）医院这 3 年期间，我到处做手术，足迹遍及世界各地。1959 年到美国后，我到许多大医院做过手术。我作为密尔沃基（Milwaukee）市 Walter Blount❶ 教授的客人参加了在普莱西德湖（Lake Placid）由美国骨科学会（AOA）举办的学术会议。这是每年一次的最著名的美国骨科会议，大咖云集。1957 年我拜访 Pauwels 时就认识 Blount。来到美国后，我访问了许多骨科中心并演示手术。除了在意大利做了许多手术外，在德国还和 Pauwels 教授同台手术，另外还在荷兰鹿特丹和法国演示手术。有一次我在德国做完手术后，又跨越国境到荷兰手术。我还去过土耳其。在 1960 年我到圣加伦医院工作之前，我已经很有名了。

虽然我声名远播、迅速蹿红，但我除了在苏黎世的哈里斯兰登私人诊所工作外，并无固定的工作单位。外国人到这个诊所做手术需交 3 000 法郎的费用。Preis 医生是这家诊所的代理院长，也是我的好朋友。在他的管理下，诊所一直在发展壮大，但他仍然控制着诊所三分之一的床位。他说我要多少张床都没问题。他甚至还分给了我一些诊所的股份，多年后我仍然持有这些股份。1957 年，70 岁的 Preis 医生准备退休。他准备将他的病床也交给我使用，因为我很快就能让这些床住满病人。我在新建的另一所私人诊所也有一些病人，那所诊所距苏黎世郊区我住的地方很近。那段时间我非常忙，做了大量手术，名声越来越大。瑞士许多私人诊所邀请我做手术。仅在苏黎世一个地方，我就在 8 家私人诊所做过手术。

我在哈里斯兰登诊所收治的第一位病人住在苏黎世，她也是 Preis 医生的

❶ Walter Putnam Blount（1900—1992）于 1957 年任美国密尔沃基市儿童医院主任，并任马凯特（Marquette）大学医学院教授及骨科主任。

69

病人，但 Preis 医生让我给她做手术。我问他收 3 000 法郎住院费如何，Preis
医生说可以再多收点，他通常都收 10 000 法郎。她需要做踝关节融合术，这
给了我应用自行设计的新型外固定架的绝佳机会。该外固定架是 1952 年设计
的，其连接杆带螺纹，可以加压。在加压架的作用下，术后 4 周踝关节顺利
融合。见此情景，在场的人无不惊叹。按既往的手术方法，踝关节至少需要
3 个月才能融合牢固。此事使人们大开眼界，又使我获得了良好声誉。很幸运，
我做的手术效果都很不错，病人也越来越多，院方也很高兴。很明显，如果
我继续这样干下去，很快就能暴富。然而，我在瑞士其他医院做手术时挣的
手术费少得可怜，他们是当地医生的病人，治疗收入大部分都归当地医生了。
由于我在哈里斯兰登私人诊所的收入颇丰，足以满足家用，所以我对这点小
钱并不在乎，继续乐此不疲，到处手术。

创建新学派的初步想法

当我拜访 Danis 时，我看到他很孤独，没有追随者。由于所有的花费都必须自己掏腰包，所以几乎无法开展研究。我认为自己首先要有一个团队，再者必须要有资金的资助。

JS：1952—1957 年在巴尔格瑞斯特工作的 5 年期间，你利用业余时间经常到外院手术。也就是说在这段时间内，你产生了把一群外科医生组织起来，成立一个新的骨折治疗学派的想法，你是怎样萌生这一计划的?

MEM：1952 年刚开始在巴尔格瑞斯特工作时，我做了两场重要的演讲，一场在温特图尔（Winterthur）举行，另一场在巴尔格瑞斯特。在巴尔格瑞斯特的那场演讲，我邀请了许多外科同行前来参加，因为我做了一些重要的临床观察，想和他们分享这些治疗骨折的经验。

我把在拜访 Danis 时的见闻讲给他们听，把 Danis 的著作和自己应用这些新理念取得的成绩介绍给大家。这些演讲激发了人们的好奇心，许多人因此也去 Danis 那儿访问。但大部分人回来时两手空空，什么也没学到。Leemann 当时是温特图尔医院的总住院医生，受 Danis 的启发，学习回来后发明了一套应用钢丝捆扎骨折端的新方法 ❶。他认为用两道钢丝捆扎可以使骨折端得到加压。但问题是这种加压难以维持，容易松动。这种固定稳定性不够，术后患肢不能活动，必须辅以石膏外固定。即使如此，许多病人最终还是会发生骨不连。尽管如此，这种钢丝捆扎方法为他赚了不少钱。很多医生从 Danis 那儿学习回来什么也没学到，这件事让我很吃惊。他们什么也没学到，也无法应用 Danis 制定的原则治疗病人。Leemann 医生是唯一学了点东西，并试图将加压理念应用于临床实践的人。但他认为钢板固定损伤太大，并不合理，只用钢丝进行固定。他的固定方法由于技术原因失败过多，从而很快被人淡忘。

同样令我吃惊的是在巴尔格瑞斯特，有很多总住院医生前来听我的演讲。H-U Buff ❷ 就是其中一位，他是苏黎世大学普外科总住院医生。我把在绝对稳定加压固定及在术后早期活动的新理念指导下治疗骨折的珍贵病例给他们看，但没有取得任何效果，他们仍然无动于衷。这件事使我得出以下两个极为重要的，且对我今后的工作产生了深远影响的结论。第一，我开始认识到我必须取得一个学术学位，至少是博士学位，因为较高的学位给人以权威性和可信性。第二点也许更重要，当我拜访 Danis 时，我看到他很孤独，没有追随者。由于所有的花费都必须自己掏腰包，所以几乎无法开展研究。我认为自己首先要有一个团队，再者必须要有资金的资助。我需要一些治疗创伤的总住院医生和其他临床医生组成一个团队。当时在瑞士大学医院的骨科没有治疗创伤的专科病房，创伤病人都由普外科医生治疗，这些医生大多数并不在大学医院工作。鉴于以上情况，我决心努力工作，取得博士学位。我并不奢望成为教授，但我至少要当科主任。在巴尔格瑞斯特，我是这家有 150 张床位的医院的唯一一位总住院医生，但这个职位在学术上难以服众。我要使自己变得更出色，需要良好的声望，需要收集资料，完成博士学位，这是

---

❶ Leemann RA. 钢丝环扎治疗骨折. 外科学报, 1952;19: 119（德文）.

❷ Hans-Ulrich Buff（1913—2004）于 1967—1985 年任苏黎世大学普外科教授兼主任，并任大学临床外科主任。

我人生非常忙碌的一段时间。

［这被证明是 Müller 最明智的决定之一。他意识到，即使总住院医生们认同了他的观点，他还得说服那些教授们。另外，他还看到，除了最复杂的病例，大部分骨折病人由遍布于瑞士全国各地较小的区级医院的普外科医生来治疗。这些区级医院在第二次世界大战之前就星罗棋布地分布于瑞士全国，其主要目的是为了方便病人就诊，每个医院都有一名首席外科医生和首席内科医生。根据医院大小的不同，有些首席医生还有助手。这些医生独立性很强，对在大学医院工作的学院派医生经常怀有敌意，因为他们中的很多人的职业道路或多或少地被这些学院派医生阻挠过。看清这些情况很重要，当时 Müller 正在寻找一些志同道合的医生，成立一个新的外科学派，而这一举动将不可避免地受到学院派医生的反对。］

遇见 Robert Schneider（1952）

> Schneider 对我说："如果你跟我说的都
> 是真的，你应该能治好她的病。如果你不用肩
> 人字石膏，就能使她的肩关节实现融合，那我
> 就全盘接受你的接骨新思维。"

JS：请把你遇见老校友、划船时的老搭档 Robert Schneider 的一些事告诉
我们吧。

MEM：我是 1952 年在部队服役时再次遇
见他的（图 13），我比他小 6 岁。我们是在比
尔市上学时认识的，那时我们都是划船队的成
员。由于我个子小体重轻，所以总担任舵手，
而他高大魁梧是我们的队长，人送绰号"斯皮
兹（Spitz）"（源自德语"apitze"，意为"尖端"
或"顶峰"）。他的船总是划在前面，划船的
时候，他总是弯着腰。但在船上舵手才是主角，
因为他是唯一能看清船的方向，并制订战术取
胜的人。

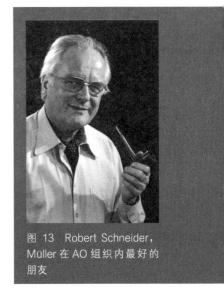

图 13 Robert Schneider，
Müller 在 AO 组织内最好的
朋友

［这是 Müller 的典型性格，当他小的时候，在一帮孩子之中，虽然年龄最小、个子最矮，但总能"领导"众人。在大学参加学生会以后，没多久就被选为学生会的领导之一，负责照顾新的会员。在划船比赛时，他负责制订战术。当他遇见 Schneider 后，"谁是领导"这个游戏再次上演了。］

JS：在巴尔格瑞斯特做总住院医生期间你必须服兵役吗？

MEM：是的，无论你做什么工作都需要服兵役，每个瑞士医生都需要服兵役，除非你是医院的院长。因为一旦战争开始，院长需要在医院坐镇，维持它的正常运转，医院也自动成为一个军事机构。

JS：服役需要多长时间？

MEM：一般每年 3 周。

JS：你说过，有一次是在巴尔格瑞斯特服役，正是那一次，你遇见了老朋友 Robert Schneider，那次相遇是你一生中最重要的事情之一。你能解释一下这是为什么吗？

MEM：1952 年在巴尔格瑞斯特，我在参加每年一次为期 3 周的服役时，再次和 Schneider 相逢。那时他是大赫希泰滕医院的首席外科医生，在瑞士声明远扬，受人尊敬。在参加完普外科培训后，他本打算去伯尔尼的大学附属医院当总住院医生。由于他太过年轻，最终 Lenggenhager❶ 医生获得了那个职位。所以在 1940 年，他的学术生涯就这样断送了。他不久就在距伯尔尼不远的一个较小的区级医院，即大赫希斯泰滕医院当了一名普外科医生。1950 年晋升为该院的首席外科医生。虽然学术地位和在大学医院工作的人没法比，但他积极参加我们的专业学会，并深受尊敬。

Schneider 在部队服役期间，曾在新兵部队服役，和医疗救护队没什么关系。他当时是中尉，即将晋升为少校，但由于他是医院的首席外科医生，这

---

❶ Karl Lenggenhager（1903—1989）于 1942—1971 年担任伯尔尼大学骨科系教授和主任。

一晋升计划最终没能实现。他曾像我一样在一个部门当过最高指挥官，也是由于身兼首席外科医生职务的原因，没能继续在部队晋升。所以当 1952 年他再次服役时，他没能当成少校，反而来我所在的医院救护队工作了。由于他是首席外科医生，所以在部队医院里担任要职，而我正是那所部队医院的指挥官。我们医疗救护队共有 4 位男性，都是中尉军衔，在他们各自工作的医院都是首席医生。虽然在各自医院都是首席医生，但也不能免除服兵役，也不能在部队担任领导职务。

JS：你曾经给 Schneider 的病人做过手术，给他留下了极为深刻的印象，他是否因此而接受了你"激进"的治疗理念？

MEM：是的，确实如此，当我再次遇见 Schneider 时，我利用一切机会和他促膝长谈，详细讨论我对骨折治疗的想法。刚开始他不置可否，直到有一天好像是为了让我消停下来，他对我说："你知道我是咱们医学会领导的老朋友，他的妹妹肩部严重受伤，是肱骨近端四部分骨折，给她做手术的医生只是将粉碎的肱骨头做了切除。她目前肩部很疼，并形成假关节。下一步最好的治疗办法是行肩关节融合。不幸的是，病人身材矮小，体重 120 千克，非常胖。如果术后用肩人字石膏固定，她恐怕活不过一个星期，更别说几个月了。"

在那个年代，获得肩关节融合的唯一办法是用肩人字石膏，将肩关节至少固定 4 个月。Schneider 对我说："如果你跟我说的都是真的，你应该能治好她的病。如果你不用肩人字石膏，就能使她的肩关节实现融合，那我就全盘接受你的接骨新思维。"

像当时瑞士大多数的普外科医生一样，Schneider 也认为骨科医生对真正的手术知之甚少，因为他们一般不治疗新鲜骨折，对骨折并发症更是不敢碰。请你注意，我当时还在巴尔格瑞斯特医院工作，该院以前一直是专治各种残疾儿童的，患儿一般住院时间很长，因此它更像一个残疾儿童康复中心，而不像一个医院。当我离开该院时，我已将它转变成了瑞士最现代化的骨科医院。

JS：你将那个女病人的病治好了吗？

MEM：是的，我做了一个石膏模件，但不是肩人字石膏，她的肩部需要支撑。我在她的腰上做了一个石膏模件，放在她的髂嵴附近。我之所以说放在髂嵴附近，是因为她的髂嵴根本摸不着。我用一个支撑杆将腰部和前臂的石膏相连，起到支撑作用。她穿了这套支具几天，对我说她能适应，可以长期穿戴。有了这个保证，我就能进行手术了。我用自行设计的外固定加压架将肱骨近端和修整后的肩关节盂进行加压，并在肩峰和肱骨干之间用张力带辅助固定。一切都很顺利。2 个月后，肩关节牢固融合在功能位，肩部疼痛也明显减轻。

结识其他医院的医生

我一直在想把这些积极参与、甘心奉献的
同行们组织起来，一起努力建立一个新的骨折
治疗学派，这是我最终的梦想。

MEM：Schneider 对此非常感激，对我心服口服，把我当作"外科之
星"，并将我介绍给他的好朋友们认识。他们也都是遍布本地区各家医院的
首席医生。我第一个认识的是 Walter Bandi[1]（图 14），他长我 6 岁，是因特
拉肯（Interlaken）医院的外科主任。他和 Schneider 一起上过学，交往甚密。
Bandi 和 Willenegger 也是好朋友，他们在伯尔尼一起学习过。我认识的第二
个人是 Walter Schär[2]，他是朗瑙（Langnau）医院的普外科医生。我组建 AO
组织时，他功不可没。

JS：后来，应他们的邀请，你有机会在因特拉肯和朗瑙的医院进行手术。
你是去做骨折手术，还是做畸形矫正手术呢？

---

[1] Walter Bandi（1912—1997）是因特拉肯地区医院的外科主任。

[2] Walter Schär（1906—1982）于 1944—1968 年任朗瑙地区医院的
外科主任。

MEM：都是畸形矫正手术，做什么手术并不重要。和他们一起手术，使我有机会向他们展示稳定固定的原则，它同样适用于矫形手术。我不厌其烦地向他们展示通过加压获得稳定固定的重要性，教他们在手术过程中如何减少创伤，以及保护骨组织血运的重要

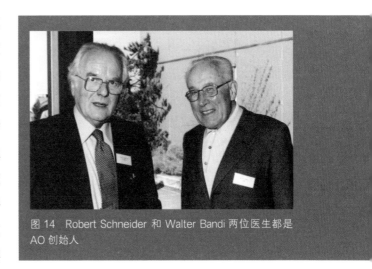

图 14　Robert Schneider 和 Walter Bandi 两位医生都是 AO 创始人

性。他们逐渐明白，只有活骨才能尽快愈合，死骨只能通过再血管化后才能愈合，所以它所需内固定的时间比较长。骨愈合时间越长，内固定失败的可能性越大。这些都是我反复强调的重要原则。

这些医生邀我去他们的医院帮忙做一些复杂的手术。刚开始，我很少出去会诊，一年也就一两次。后来利用周末时间外出做手术，参加讨论会或进行示教越来越频繁。我利用这些机会和同行们分享我的治疗理念，如稳定固定及微创手术的理念。我一直在想把这些积极参与、甘心奉献的同行们组织起来，一起努力建立一个新的骨折治疗学派，这是我最终的梦想。我也经常想起 Danis，他的稳定接骨理念如此超越他所处的时代，但由于他总是单打独斗，事必躬亲，所以没能取得更大的成就。Danis 的失败使我意识到，只有把志同道合的人组成一个团队，共同努力，才能实现成立新的手术流派的设想。

JS：Robert Schneider 还把 Hans Willenegger 介绍给你认识，他是利斯塔尔的首席外科医生。1950 年之前，你还在那个医院工作过 2 年。后来他还把来自库特拉里（Courtelary）的 Walter Stähli 也介绍给你。

MEM：1955 年，Willenegger❶ 加 入 了 我 们 的 团 队。 他 是 在 Martin Allgöwer❷ 之前，在 Nissen❸ 教授那儿做总住院医生。最终在利斯塔尔医院接替了 Berger 医生的位置，直到退休。从这方面看，Willenegger 是 AO 组织中最有经验的创伤科医生，他也做些基础研究。

JS：你曾说过与来自库特拉里的 Walter Stähli❹ 相识也是通过 Schneider 引荐的?

MEM：我是 1955 年认识 Stähli 的，他住在比尔市附近的圣伊米耶（Saint-Imier）地区。我们团队的核心有 5 个成员，即 Schneider、Bandi、Schär、Stähli 和 Willenegger。1956 年，我邀请他们来巴尔格瑞斯特参加一个专为他们准备的研讨会。开会之前，我去了趟维也纳，去拜访 Böhler。我和 Böhler 没见上几面，大部分时间是和他手下的总住院医生在一起，其中包括 Russe❺ 和 Trojan❻。Böhler 退休后，Russe 成了外科主任。在 20 世纪 60 年代初，Trojan 又接替担任了外科主任。在 60 年代初，我拜访 Trojan 时，当时已退休的 Böhler 还亲自听了我的演讲，我们一起聊了会儿天。Böhler 以他设计的一套严密的骨折保守治疗方法而闻名，该方法创立于第一次世界大战末期，并日臻完善。他建立的出色的治疗程序给了我很大启发，我们也依此建立了一

---

❶ Hans Robert Willenegger（1910—1998）于 1953—1975 年在利斯塔尔医院任外科主任，1958 年后还兼任巴塞尔大学特聘教授。

❷ Martin Allgöwer（1917—2007）任丘尔医院的外科主任。

❸ Rudolph Nissen（1896—1981）于 1952—1967 年任巴塞尔大学外科教授兼主任。

❹ Walter Stähli（1911—2009）于 1945—1981 年任圣伊米耶市库特拉里区医院院长。

❺ Otto Russe（1913—1983）于 1955 年开始在维也纳创伤医院工作，后担任该院院长。1973 年调任因斯布鲁克（Innsbruck）创伤医院院长。

❻ Emanuel Trojan（1919—2011）曾 跟 随 Lorenz Böhler 学 习。1966—1989 年在维也纳总医院创伤科工作。从 1971 年起担任维也纳大学外科系教授。

套骨折手术治疗的程序。你需要明白的是，Böhler 从来不采用手术方法治疗骨折，尽管如此，他建立的保守治疗程序还是行之有效的。

　　［尽管 Müller 声称他建立骨折治疗新学派的想法起于 1956 年，即他拜访了 Böhler 之后，但实际上有证据证实，这一想法起自 20 世纪 50 年代初他在伯尔尼州时。］

巴尔格瑞斯特会议（1956）

形态和功能的关系是我建立的稳定接骨理论中的一个重要概念，也是这个新的骨折治疗学派的理论基础，这是我多年工作经验的总结和沉淀。

JS：你一直认为，Böhler 创立的骨折保守治疗的一整套程序激发了你的灵感，从而建立了自己的手术治疗骨折和术后康复原则，是这样吗？

MEM：我是 1956 年在巴尔格瑞斯特召开的那次研讨会之前就有了这一想法的。参加那次研讨会的是我的 5 个好朋友，即 Schär、Bandi、Schneider、Willenegger 和 Stähli，他们都是各自所在医院的首席外科医生。他们连续参加了 3 天的研讨会，其间由我做演讲和演示。我把在巴尔格瑞斯特治疗过的病人展示给他们看，使他们了解骨折稳定固定的优势。我给他们看了一例髋关节融合术后 5 天的病人，他已能扶拐在患肢不负重的情况下下床活动，只用一个短石膏固定髋部。我对 Brittain 的髋关节融合术进行了改良。

Brittain❶将用作植骨的皮质骨条水平地放置在骨盆和近端股骨干之间，而我将皮质骨条垂直嵌插于骨盆和近端股骨预先凿好的骨槽内。病人术后能穿着短裤石膏早期下床活动，不影响膝关节活动。这些病人都是 20 岁出头的年轻人，按既往的治疗方法，髋关节融合术后要用标准髋人字石膏固定，并卧床至少 3 个月。参加展示的病例各种各样，有的是单纯畸形矫正，有的是外伤病人，如肌腱、韧带断裂或足外伤病人。

我还向他们展示了一例外伤后骨不连的病例。1958 年，我和 Martin Allgöwer 合作发表了一篇文章，介绍我们用加压方法实现骨折端的绝对稳定，不切除骨折端周围软组织，也不植骨治疗外伤性骨不连的经验。

JS：我还是不太清楚，这些人都是普外科医生，你是怎样劝说他们来听你介绍骨折的手术治疗理念的呢？

MEM：我们在一起时总是讨论骨折治疗的问题，我还积极鼓励他们应用绝对稳定的原理治疗他们遇见的骨折病人。他们看到了我应用稳定内固定技术治疗的病例。我还告诉他们如何提高治疗效果。后来他们也确实用 Danis 加压钢板治疗了一些病人，但主要是前臂骨折的病例。

我向他们提起了我的梦想，即创立一套骨折手术治疗的原则，不仅在瑞士应用，而且要推广到全世界。也就是按照 Böhler 创立的骨折保守治疗模式，以稳定固定为原则，建立一个骨折手术治疗模式。我的这个设想是在弗里堡工作快结束时出现的。我在弗里堡治疗的病人，效果好得令人意料不到，这使我下决心要将这些治疗经验总结出来。我下了很大的功夫，将每个病例都做了详细记录，包括治疗结果。这些见闻点燃了我朋友们的想象力。我们为成立骨折内固定学会几乎已做好准备了。

1 年后，即 1957 年春，在苏黎世会议大厅，我做了一个骨的形态与功能及骨折治疗方面的重要演讲。形态和功能的关系是我建立的稳定接骨理论中的一个重要概念，也是这个新的骨折治疗学派的理论基础，这是我多年工作

---

❶ Herbert Alfred Brittain（1904？—1954），皇家外科学院教授，是诺福克和诺维奇（Norfolk and Norwich）医院第一位骨科医生。

经验的总结和沉淀。我当住院医生时就逐渐认识到，骨是一个活的组织，我们必须保护骨的血运，从而保持骨的活力，因为死骨是不能愈合的。手术治疗骨折的关键是要恢复骨的正常形态，只有形态恢复正常后，功能才能恢复正常。恢复骨的正常形态需要切开复位，而切开复位后又需要进行内固定。为了保证骨折愈合，通过加压实现骨折端的绝对稳定是先决条件。另外，绝对稳定固定还能消除术后疼痛，使软组织和关节功能尽快恢复。

　　[这几句话体现了 Müller 治疗骨折的核心理念。]

　　在苏黎世做的这次骨形态和功能的演讲以及出版的《股骨近端截骨术》是 1957 年取得的成就。

1957 年秋，第一次遇见 Martin Allgöwer

你可以想象，作为创伤外科医生，他所在的医院住满了因滑雪或其他外伤造成的骨折病人，而他竟然没听说过扩髓这件事！

JS：在那个时候 Martin Allgöwer 是团队的成员吗？他听过你的演讲吗？

MEM：没有。刚开始确实没有。我是 1957 年离开巴尔格瑞斯特后才认识 Martin Allgöwer 的（图 15a）。1956 年 Allgöwer 在成为丘尔的首席外科医生后，对 Hans Willenegger 说，他简直不知道如何处置每年冬天像潮水一样涌入他们医院的骨折病人。Willenegger 推荐他来找我，因为我应用手术治疗骨折的效果很理想（图 15b~c）。Willenegger 向 Allgöwer 保证，我可以解决他每年冬天遇到的这个难题。他当时可能是说："如果你给这些病人做手术，就能明显缩短他们的住院时间，这就是解决方案。"

Allgöwer 告诉 Willenegger 他久闻我的大名。情况大致就是这样。Allgöwer 比我年长 1 岁。在瑞士，每年一度的服役期是根据你的出生日期安排的。当我们终于相见时，他对我说和他一起服役的兄弟们经常谈论我。我是来自瑞士法语区的威尔士人，在瑞士的德语区，人们对威尔士人的评价并不高。但我是个例外，因为我每天的军训任务都完成得非常出色。他们说，

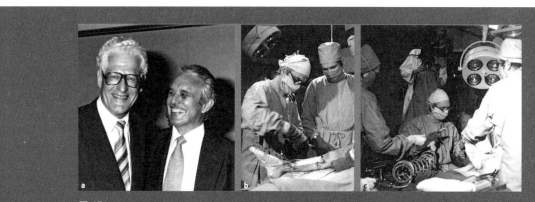

图 15
a　　　Müller 和 Martin Allgöwer 在一起
b~c　Müller 在手术中

虽然我的个头最小，但我的射击成绩最好，手榴弹投得最远、最准确。但我百米跑的成绩差强人意。的确如此，就左轮手枪和步枪的射击来说，我的成绩最好，我还是最佳投弹手，在障碍赛中也击败了他们。他们都说我击败了说德语的瑞士人。我经常给军官们表演魔术和纸牌戏法。士兵们经常说，"虽然他是比尔人（指来自瑞士的法语区），但他很出众，出类拔萃，他还会说流利的德语"。Allgöwer 总是记得我在部队获得的这些荣誉。当 1957 年我们初次见面时，他还是跟我提起这些陈年往事。

MEM：我是星期五离开巴尔格瑞斯特的。在接下来的星期一，Allgöwer 就和我联系，邀请我在方便的时候去他那儿参观。我告诉他，我像一只鸟儿一样自由，我刚离开巴尔格瑞斯特，随时可以前往。

3 周后，我到达了他所在的医院，跟他说我准备做 2 个髋部的手术。除了髋部骨折，他没有见过其他髋部手术。我对 2 个髋关节骨性关节炎病人做了转子间截骨手术，这是我的拿手好戏。他不仅对我的手术技巧大为赞赏，而且对我详细的术前计划也推崇备至。另外，我带来的手术器械也使他大开眼界。术后，他带我参观了他的创伤病房。他有 3 个大病房都住满了骨折病人；一个住男病人，一个住女病人，第三间住一些私人病人。午饭时，他问我："你对我的创伤病房有什么想法？我尤其高兴的是他们当中正好有一位髓内钉固定的骨折病人。"

我对他说："我印象很深，所有的病人处理得都很好，伤口愈合也很好。"

然后他说："我总感觉你对所见到的病例并不十分满意。"

我对他说："对个子较高的年轻人，我常用直径为 12 mm 或 14 mm 的髓内钉固定股骨干，而不是用 10 mm 的髓内钉，对那些髓腔较粗的病人更是如此。"

Allgöwer 说："那是不可能的，那样股骨会爆开的。"

我回答说："我通常是先将髓腔扩髓，使它能接受更粗的钉子，对身体强壮的年轻人更是如此。"

你可以想象，作为创伤外科医生，他所在的医院住满了因滑雪或其他外伤造成的骨折病人，而他竟然没听说过扩髓这件事！很明显，他不了解更深入的一些骨折治疗技术。我从汽车后备厢内拿出随身携带的各式各样的髓内钉给他看。

他指着直径 18 mm 的髓内钉说："这一定是给大象用的。"

我说："不，那是给髓腔宽大的老年人用的，也用于髓内钉术后骨不愈合的病人。这样的髓内钉虽然很少用，但有时确实用得着。"我从汽车后备厢内把所有的手术器械都拿出来，如钢板、螺钉和角状钢板等。眼前的景象使他眼花缭乱，目不暇接。请记住，这是在 1957 年。他尤其对我设计的螺钉感兴趣。我对他说，所有的螺旋骨折都可用拉力螺钉治疗。他对此也感到新奇，之后，他沉默了。当我离开时，他邀请我再次光临。

1957 年冬，第二次遇见 Martin Allgöwer

他开始明白术前计划的重要性，并知道了
重建外科手术比简单骨折治疗要复杂得多。

MEM：我第二次访问丘尔市是在 3 周以后，临近 12 月的时候。Allgöwer 给我看了 2 个髋部疾病的病人，一个是扁平髋导致的髋关节骨性关节炎，另一个则较为复杂，是股骨颈骨折骨不连的病人，但股骨头并没有坏死。同样，对这两例病人我都做了转子间截骨。第一例做的是简单的转子间内翻截骨。第二例则较为复杂，因为截骨端要重新对位，使骨不连处承受轴向压力而达到愈合。Allgöwer 对我利用试模计算截骨角度，保持下肢力线的方法很感兴趣。他开始明白术前计划的重要性，并知道了重建外科手术比简单骨折治疗要复杂得多。

1958 年，第三次遇见 Martin Allgöwer

"这些应该立即发表出来，你不应该独自享有这些资料，应该给更多的人分享。这些手术在瑞士根本没人会做，而你却做得如此游刃有余。"

MEM：第二次见面后，我们商定 1958 年 1 月我再来一次，并带一些病例的随诊结果给他看。幸运的是，做病历记录是我的强项。我几乎把所有病例都做了详细记录，以总结治疗经验。当我把这些给他看后，他说："这些应该立即发表出来，你不应该独自享有这些资料，应该给更多的人分享。这些手术在瑞士根本没人会做，而你却做得如此游刃有余。"

他想知道是否有其他人参与了我的工作。在他所在的医院，手术时只是他自己给我帮忙，他不想让别人知道我们在干什么。在 1957 年我离开巴尔格瑞斯特之前，我曾到处做手术，很多人对我的手术很感兴趣。你知道在瑞士，外科医生这个圈子并不大，消息传播得很快，一旦出现什么新手术，大家都很想知道。

JS：他们排队等你做的都是些什么手术？是畸形矫正还是骨折手术？

MEM：大部分都是些复杂骨折的病例，由于他们没有更好的办法，一般都采用保守治疗。他们之所以邀请我去，是因为他们认为我也许有更好的解决方案。

JS：这是不是意味着在你离开巴尔格瑞斯特后，你很快就捡起了你治疗骨折的老本行？

MEM：是的，的确如此。

MEM：1958 年 1 月，Allgöwer 和我决定发表一篇文章，介绍假关节治疗的经验，即通过用加压固定假关节、不切除假关节周围瘢痕组织、不植骨的方法来治疗假关节。所有的病例都有完整的记录，尤其是在巴尔格瑞斯特治疗的那些病例更是如此。Allgöwer 坚持要把这些病例发表出去。他是一个追求学术的外科医生，同时他还有政治直觉，知道如何利用出版物来发声。他通过多方联络和沟通，终于确定该文章于 1958 年上半年在 *Acta Chirurgica Helvetia* 杂志发表。

JS：你是唯一的作者吗？

MEM：不，Allgöwer 也是作者之一。因为他很热心，通过多方联系才使该文章尽快发表，我让他成为共同作者，该文于 1958 年 8 月发表。

我们商定的下一项工作是重新激活于 1956 年在巴尔格瑞斯特成立的学术小组。Allgöwer 想知道这些小组成员都是谁。我告诉他那些都是我通过 Schneider 认识的朋友，他们是 Schär、Bandi、Stähli 和 Willenegger。我告诉他，1956 年我们在巴尔格瑞斯特召开了一次为期 3 天的研讨会，以及他们是如何支持我的工作的。我对 Allgöwer 说，我向朋友们许过愿，在 1958 年成立一个学术组织，以促进提高骨折手术治疗的效果。听完我的话后，Allgöwer 头脑里立即有了一个好主意。

他说："我们为什么不再举行一个类似的会议？把他们邀请到我在的丘尔市的医院来。除了邀请在巴尔格瑞斯特参会的那 5 位朋友外，把所有和你一起工作过的外科医生都邀请过来。"这就是 1958 年 3 月 15 日在丘尔市召开的那次会议的由来。

在丘尔市召开学术研讨会，1958 年 3 月 15—17 日

> 我们一致认为应该成立一个我们自己的接骨学会。就在这个时候，具有政治和学术敏感性的 Allgöwer 提出了应该创立一个"接骨研究学会"。

MEM：本次会议邀请函发给了如下人员：Walter Bandi；来自朗根塔尔的 Ernst Baumann[1]，他设计了瑞士第一枚拉力螺钉；Leo Eckmann[2]；来自利斯塔尔的 August Guggenbühl[3]，他曾在 Willenegger 手下任总住院医生，刚

---

[1] Ernst Baumann（1890—1978）于 1928—1960 年任朗根塔尔医院首席医生。
[2] Leo Eckmann（1923—2011）曾和 Martin Allgöwer 在巴塞尔大学医院工作过，后来成为伯尔尼大学外科系教授和主任并兼任蒂菲诺（Tiefenau）医院的院长。
[3] August Guggenbühl（1918—2009）在波罗图恩州的格伦兴（Grenchen）医院任外科主任。

在格伦兴医院任首席医生；来自贝尔普（Belp）的 Willy Hunziker❶；贝林佐纳（Bellinzona）医院的首席医生 Clemente Molo❷；Robert Nicole❸；Walter Ott❹；日内瓦外科综合医院院长 René Patry❺；朗瑙医院的首席医生 Walter Schär；大赫希斯泰滕医院首席医生 Robert Schneider；圣伊米耶医院的 Walter Stähli；来自利斯塔尔的 Hans Willenegger，他是整个学会最有经验的创伤科专家。Allgöwer 还邀请了 Hunziker 医生，除他之外，其他人我都认识，因为我基本上都到他们所在的医院做过手术。

我邀请的客人中 Molo、Patry 和 Nicole 没有来。Eckmann 只过来吃了个晚餐，并不算正式参会，他试图和我们保持联系，但从来没有公开宣布加入我们的组织。但 Bandi、Baumann、Guggenbühl、Hunziker、Nicole、Ott、Patry、Schär、Schneider、Stähli 和 Willenegger 加入了创始人的行列。

JS：你为什么邀请一些其他专业的人参加你的学术组织？

MEM：最重要的是我和他们一起工作过，去他们医院做过手术，他们听过我很多次演讲。他们知道我们要建立一个朋友圈，一起讨论建立新的手术原则，探讨新的治疗方法。除了 Hunziker 之外，我对他们都很了解，他们个个诚实、热情，且能力非凡。

你一定记得其中 6 个人来自伯尔尼，他们是 Schneider、Bandi、Baumann、Schär、Stähli 和我本人。说得更直白一点，这些人是我们的老班底。有的是老同学，有的是世交。有的年龄长我几岁，虽然不是同代人，但也曾

❶ Willy Hunziker（1915—1987）任贝尔普医院外科和产科主任。

❷ Clemente Molo（1909 年出生）于 1946—1974 年在贝林佐纳的圣乔凡尼（San Giovanni）医院任外科主任。

❸ Robert Nicole（1903—1991）是 Martin Allgöwer 的朋友，1946—1973 年任巴塞尔大学儿童外科医院主任兼特聘教授。

❹ Walter Ott（1915 年出生）于 1954—1977 年在罗夏（Rorschach）医院任首席外科医生。

❺ René Patry（1890—1983）于 1948—1968 年任日内瓦大学外科医院主任。

都是运动员俱乐部或医学联谊会的成员。同是伯尔尼人这个共同点把我们联系在一起。我们相互信任，像兄弟一样休戚与共，即使是失败的病例，我们也相互借鉴，避免重蹈覆辙。

［Müller 组建这个团队是他获得成功的最重要因素，共同的经历是把他们联系在一起的纽带。他们年轻时共同求学，家庭背景相似，都爱好运动，都是医学院毕业，也都是医学联谊会的成员。他们感情深厚，互为知己，由于他们都是较小的区级医院的首席外科医生，他们有权利无所顾忌地开展任何手术。Müller 帮他们解决了一个又一个难题，也提高了他们所在医院和他们自己的声誉。他们从 Müller 那里学了很多东西，而 Müller 也把他们看成自己的学生，在学术上倾囊相助。］

MEM：Ernst Baumann 是瑞士创伤学会的主席，他自己也设计了一款拉力螺钉。Patry 是瑞士外科学会副主席，1 年后成为主席。他以瑞士外科学会主席的身份加入我们的组织，对我们是极大的荣誉。1957 年，我几乎每个月都去他的医院做手术，1960 年也常去。

这次丘尔会议不仅让我们详细回顾了当时的内固定技术现状，更重要的是，我们对骨折治疗的新理念、器械设计的新思维也进行了讨论。我们都认为，如果要使骨折治疗标准化，还需要做许多工作。我们都同意，如果一个手术室内固定材料准备不足或其他设备不齐全，是不能进行手术的。我反复强调必须设计一些新的手术器械。通过详细讨论，我们认清了现状和不足，决心行动起来，做点什么，并指定由我负责研发一套新的手术器械。

通过交流和讨论，我们一致认为应该成立一个我们自己的接骨学会。就在这个时候，具有政治和学术敏感性的 Allgöwer 提出了应该创立一个"接骨研究学会"。在随后几年里，他不断提醒我们接骨学会和接骨研究学会的区别，事实证明，他是对的。

接骨研究学会

1958年秋，瑞士外科学会要在伯尔尼开会，我们正好利用此机会成立接骨研究学会。

MEM：我计划纳入接骨研究学会的有如下成员（图16）。首先是 Patry 教授，他来自日内瓦，时任瑞士外科学会副主席，后升任主席。第二个是 Baumann，他是一名受雇于瑞士意外伤害保险公司的外科医生，该公司负责骨折伤残人员的赔付工作。他还以外科医生的身份在医院兼职，并设计了瑞士第一款拉力螺钉。接下来的是和我一起工作的医生，包括 Willenegger、Schär、Stähli、Bandi、Schneider 和 Ott。Walter Ott 在我经常去做手术的罗夏医院任首席外科医生。我还准备接纳 Guggenbühl，他于1950年在我离开利斯塔尔后，接替我在 Berger 手下任总住院医生，后来他又在 Willenegger 手下任总住院医生。因为

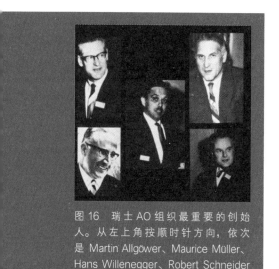

图16 瑞士 AO 组织最重要的创始人。从左上角按顺时针方向，依次是 Martin Allgöwer、Maurice Müller、Hans Willenegger、Robert Schneider 和 Walter Bandi

在 Berger 退休后，Willenegger 接替了他的工作。Fritz Brussatis❶ 也是纳入对象。他是个神经外科医生，在巴尔格瑞斯特曾经指导我做髓核摘除手术。他后来放弃了神经外科工作，转行成了一名骨科医生。当然，学会成员少不了 Martin Allgöwer，他是 1958 年加入的。他还建议我们邀请贝尔普的 Hunziker 入伙，因为他曾向其许诺，一旦成立学术组织，一定邀他加入。但 Hunziker 在学会里只参加过一次活动，就再也没有露过面。Ott 是 Hans-Ulrich Buff 的朋友，后者是苏黎世大学外科总住院医生，现在成了我们的"敌人"。因为我们决定和 Allgöwer 合作而不是和他。他和 Allgöwer 是同时代的人，是竞争对手。

JS：从 1958 年 3 月到接骨研究学会成立大会之间那段时间发生了什么事呢？

MEM：那时正值 1958 年的晚秋。我当时提醒大家，1958 年秋，瑞士外科学会要在伯尔尼开会，我们正好利用此机会成立接骨研究学会。我们计划于 11 月初在伯尔尼召开成立大会。伯尔尼是我和 Schneider 的老家，筹集学会的经费要容易些。我主动请缨，请求让我和我妹妹 Violette 共同为学会设计一套新的"手术器械"。

---

❶ Friedrich Brussatis（1919—1989）于 1969 年任美因茨（Mainz）的约翰古腾堡（Johannes Gutenberg）大学外科主任。

设计新的手术器械和内植物

> 在 1958 年春天，我设计了一款带特殊螺
> 纹的 4.5 mm 皮质骨螺钉，它毫无疑问是螺钉
> 设计史上的一个重大突破。

JS：咱们先弄明白"新手术器械"是什么意思，是指尚未开始研发的器
械吗？

MEM：不是的，我为这套手术器械准备了很长时间。我曾说过，Van
Nes 和 Danis 都强调自己设计手术器械的重要性。1952 年，我对 Charnley 外
固定加压架进行了改良，在连接杆上增加了螺纹，使其既能加压，也能撑开。
在这之后，我将改锥的手柄改成矩形，还改良了 Hohmann 拉钩，使之有尖头
和宽头两种型号。将骨凿变成直凿和弯凿，还设计了一套特殊截骨刀。我还
设计了特殊的钻头，改装电钻，使之钻孔更为精确。

JS：角状刃厚钢板是什么时候设计的？

MEM：我在巴尔格瑞斯特工作时，使用的是 Blount 或其他公司生产的
角状刃厚钢板。这些钢板在我写的有关股骨近端截骨的书中有插图。我发现
这些钢板有一定的缺陷。在 20 世纪 50 年代末和 60 年代初，我设计了一套新
的刃厚钢板，其特殊之处在于刀刃部分，其横截面为特殊的"U"形，且钢

板的角度不同，其偏心距也不同，这样在截骨后可保持股骨近端正常的机械力线。

JS：你是不是在 1958 年遇见 Robert Mathys 的？

MEM：是的，是在 1958 年 4 月 7 日。见到他之前，我画了些内固定器械的草图（图 17），正想找人帮我把新螺钉生产出来。以前我用的是 6 个不同厂家的产品。在 1958 年春天，我设计了一款带特殊螺纹的 4.5 mm 皮质骨螺钉，它毫无疑问是螺钉设计史上的一个重大突破。螺钉的尖部是圆形的，尾帽有一个内六角形的凹槽，正好和改锥的六角形尖端相匹配。螺纹部分的设计使其具有较强的抗拔出力，能提供较大的把持力和加压力。螺钉的把持力取决于螺杆和螺纹直径的比率，以及螺纹和螺杆所成的角度。螺纹的表面积越大，螺纹和螺杆所成的角度越接近 90°，螺钉的把持力越大。由于它是非自攻螺钉，需要用丝锥攻丝，以免拧入螺钉时螺纹受到损伤。这种螺钉的拧入也非常方便。Mathys 是螺钉设计专家，对我帮助很大。

在螺钉之后，我又设计了一款带圆形螺孔的直钢板和外加压器，这种加压器可对骨折端进行轴向加压。90° 和 130° 的髁钢板是在 1960 年设计出来的。

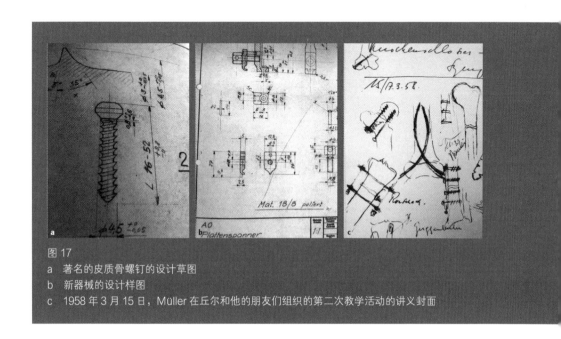

图 17
a　著名的皮质骨螺钉的设计草图
b　新器械的设计样图
c　1958 年 3 月 15 日，Müller 在丘尔和他的朋友们组织的第二次教学活动的讲义封面

我还设计了一款新的髓内钉，它是管状的。髓内钉的近端有螺纹，与髓内钉的打入器及拔出器正好匹配。这样很好地解决了既往 Küntscher 设计的髓内钉经常遇到拔出困难的问题，那种髓内钉的尾部有卵圆孔，和拔出器顶端的钩子相匹配。这种近端带螺纹的设计灵感来自 Schneider，3 年之后才开始上市。

JS：好像在接骨研究学会成立时，你已经设计了几种新手术器械了。

MEM：是的，在 1960 年 12 月 10 日，第一期 AO 培训班开始之时，我们把全套的手术器械和钢板都生产出来了。这是一个了不起的成就。Mathys 生产了很多套手术器械，供参会者在骨折模型上练习使用。我们把福尔马林处理过的人骨做成几种基本骨折模型，虽然使用人骨做练习容易污染操作台，但可以使你体会到手术中的真实感觉。在操作练习时使用的钢板和我们手术时使用的钢板一模一样。

所有器械都放在颜色不同按用途排列的 5 个盒子内，这样器械的准备和使用都很方便。它使既往乱糟糟的手术台变得井然有序。以前，你在手术室经常看到不同厂家生产的螺钉和钢板混在一起，它们甚至连生产的材料都不一样，还经常碰见螺钉和钢板螺孔不匹配的情况。这 5 个盒子里包括角状刃厚钢板和髓内钉。到 1960 年 12 月，我不仅完成了所有手术器械和钢板的设计，而且还为在达沃斯举办的第一期 AO 培训班准备了至少 20 套 5 个盒子的套装。

JS：1952 年，你设计了带螺纹杆的外固定加压架，在手术中也可以作撑开之用，你是什么时候开始设计钢板的呢？

MEM：1950 年，我拜访 Danis 时，我看见他用拉力螺钉和钢板进行加压固定。当我在弗里堡工作时，我就购进了同样的钢板，并用它治疗了首批 75 例胫骨骨折。在接骨研究学会成立后，我们仍然用 Danis 钢板和拉力螺钉治疗骨折。由于我经常抱怨所用的手术器械使用不方便，同事们就说："你干脆自己设计一套器械得了，那样我们不仅是内固定研究学会的先驱者，也有顺手的东西可用。不同的手术用不同的钢板，以提供现有的最佳方案。"

除了钢板、髓内钉等内植物外，几年间我还设计了许多其他的器械，如外固定加压架，它既可用 4 mm 的斯氏针，也可用 5 mm 的。为了减少骨周围软组织剥离，我将宽头的 Hohmann 拉钩改成了尖头。传统的宽头 Hohmann 拉钩是结合骨凿做截骨之用的，该拉钩的目的是为了防止骨凿损伤周围软组织。尖头的 Hohmann 拉钩使用起来也很方便。

JS：今天，无论宽头还是尖头，我们都称之为 Hohmann 拉钩，这是不是错了？

MEM：的确是错了。在法国，尖头的拉钩叫 Müller 拉钩。我都是以 "AO" 冠名这些器械的，我希望所有我设计的手术器械都称为 AO 手术器械。我不希望用我的名字命名任何钢板、髓内钉或手术器械。在 1950 年的中期，我还设计了许多配合角状钢板使用的角状导向器和用于术前计划的试模。

JS：除了骨拉钩、外固定加压器、钢板、螺钉和改锥外，你还设计了别的东西吗？

MEM：我将电钻进行了改良，使之取代了手钻。用一个摇摇晃晃的手钻，你很难在骨质上精确钻孔。

JS：半管状钢板是什么时候出现的呢？

MEM：半管状钢板出现在 1961 年，在此之前，我已经设计了髓内钉。半管状钢板的出现实属偶然，它来自生产髓内钉时出现的残次品。

JS：你指的是钉尾部带螺纹的那种髓内钉吗？

MEM：不是的，我当初设计的髓内钉是管状的，尾部带螺纹的髓内钉是 Robert Schneider 发明的，它出现在 1963 年。在此之前，我设计的髓内钉尖端是闭合的管状，而不是像 Küntscher 设计的髓内钉尖端是开放的管状。

JS：你所说的 "我设计的髓内钉" 是什么意思？ Küntscher 在 1960 年之前就设计出了不锈钢髓内钉。

MEM：是的。他的髓内钉和我的不一样，我的髓内钉中央是一个单一的空管。

JS：那么斯氏针有什么变化吗？

MEM：没有。虽然我设计的带螺纹杆的外固定架应用了斯氏针，但我没对它做任何改变，斯氏针的发明人 Steinmann 是瑞士人，我认识他的儿子。斯氏针在第一次世界大战之前的 1909 年就出现了。1915 年 Böhler 用它做股骨牵引。1958 年，我设计出自己的皮质骨螺钉。

JS：你们自己设计的有松质骨螺钉吗?

MEM：没有，我们使用的是 Danis 设计的松质骨螺钉。我是后来才设计松质骨螺钉的。

JS：你设计的髓内钉是 Mathys 生产的吗?

MEM：是的，他是 1960 年开始生产的。

第一次遇见 Robert Mathys 和随后的合作

> Mathys 感兴趣的并不只是赚钱，他对我
> 做事的目的更感兴趣，并想参与进来。

JS：咱们回忆一下你设计制作骨折内植物的历程吧？

MEM：这项工作在我刚开始当外科医生时就开始了。刚开始我和来自朗根塔尔的 Zulauf 合作，我的第一个骨凿就是他造的。他很有名，在伯尔尼有一个大的木雕群，艺术家们常常用木头雕刻漂亮的动物雕塑和其他作品，而 Zulauf 由于为这些艺术家提供凿子而出名。我请他给我加工一把凿子，我 1952 年就把它设计出来了。

我是在 1958 年 4 月才见到 Mathys 的。我当时一直在寻找一个为我加工手术器械的人。一天我遇见了我妹妹 Violette 的一个朋友，他在比尔市有一个五金加工厂。我问他是否认识会加工不锈钢的人，这个人必须又聪明又善于钻研，他想了一会儿，然后说："我认识 Mathys 先生，他在靠近贝特拉赫的格伦兴有一个小五金作坊。你找他吧。"

我是 1958 年 4 月见到 Mathys 的。我把我的设计给他看，并问他是否感兴趣。当时 Robert Mathys 有一个小作坊，为钟表商生产配件，他是个螺钉设计专家。听我说完，他表示很感兴趣。我告诉他，他所做的东西不能马

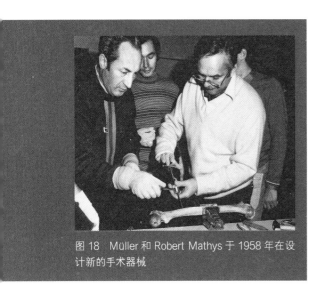

图 18 Müller 和 Robert Mathys 于 1958 年在设计新的手术器械

上拿到市场上去卖，必须通过实际应用，证明有效后才能对外销售。由于涉及重大的经济利益，这对他来说并不是一个容易接受的条件。Mathys 感兴趣的并不只是赚钱，他对我做事的目的更感兴趣，并想参与进来。虽然我的条件有些苛刻，但他看好这项工作的前景，因为它能帮助病人（图18）。Mathys 的确不是一般人，他是个理想主义者。以前我合作过的器械制造商，在我还没有将产品实际应用证实它的安全性和实用性之前，就匆忙将产品推向市场。

AO 组织早期的财务安排

> Mathys 是个天才，他几乎凭直觉就能知道我需要什么，以及如何进行改进。

MEM：当 Mathys 和我一起开始工作时，我想从银行贷些款来成立一个公司。但我后来意识到，作为一名医生，我不能设计出一种器械，然后和生产商一起推销叫卖。这显然是一种利益冲突，不仅会使我与同事发生冲突，而且会使我与自己的良心发生冲突。我不能去设计一种钢板，让人们去用，并从中牟利。我意识到，作为一名医生，我将面临重大利益冲突，我们必须找到其他解决办法。

首先我妹妹 Violette 负责销售和财务。医生不直接向 Mathys 付钱，他的货款由我妹妹来付。医生从我妹妹那儿买手术器械和内固定物，她收取 15% 的管理费。这样 Mathys 不和任何医生打交道，只和我妹妹进行商务往来。我妹妹开销售发票，医生将内固定材料费付给她，她再付给 Mathys。有时需等 3 个月才能得到货款，但 Mathys 从不抱怨。有时付款时间拖得更长，但 Mathys 却变得越来越热情，宁愿花时间来为我做东西。他非常愿意加入我们的团队，我经常在手术室指给他看哪些器械需要改进，以及我有什么打算等。假如 Mathys 不是对上述事情如此着迷，他是不会答应我们这些条件的。

　　Mathys 是个天才，他几乎凭直觉就能知道我需要什么，以及如何进行改进。我们形成了一个强大的团队。他是个螺钉制造专家，他的父亲是个建筑工人，但从未参加过任何大的工程项目。因和我们合作而参与到帮助病人的工作中去这一点，点燃了他智慧的火花。由于 Mathys 是个螺钉制造专家，我设计的第一个内植物是皮质骨螺钉。

创建 AO 组织

我们 5 个人手握"AO 操纵杆",关于
AO 组织的大部分决定都是由我们做出的。

JS:你说过你将一帮人组织起来,成立了 AO 组织。我现在想做的是评估每个人对成立 AO 所做的贡献。你对 AO 的贡献已经很清楚了。你是怎样点燃你这帮同事的热情和想象力的?是怎样一起和他们工作,教他们手术技术,提高治疗水平,以及怎样把他们打造成一支团队的?你身边聚集了一些聪明绝顶的人,他们是怎样为 AO 做出贡献,帮助年轻的 AO 走向成功的?例如 Martin Allgöwer 做了哪些贡献?他是发起人之一吗?对 AO 的成立和发展起了哪些推动作用?

MEM:不,不。Allgöwer 对 AO 组织的成立一无所知,这不是他的强项。毫无疑问,他是瑞士最著名的年轻外科医生。他的科研做得很好,1951—1952 年他在美国得克萨斯的加尔维斯顿(Galveston)学习过 1 年。那时他正好在巴塞尔,在 Nissen 教授手下做总住院医生。他在学习期间,抽出 1 年的时间到美国做烧伤方面的研究。回国时他的英语说得很流利,所以在和来自国外的医生打交道时,他有很大的优势。他还是一名学者和外交官,而且很有幽默感。

JS：那么 Schneider 呢？

MEM：我有 4 个朋友最值得信赖，他们总是全力支持我。他们是 Schneider、Bandi、Willenegger 和 Martin Allgöwer（图 19）。我们 5 个人手握"AO 操纵杆"，关于 AO 组织的大部分决定都是由我们做出的。

JS：Bandi 做了哪些贡献呢？

MEM：就像 Allgöwer 在瑞士东部格劳宾登（Graubünden）州具有很大影响力那样，Bandi 在东南部的伯尔尼高地地区也有很大的号召力。他在因特拉肯工作。伯尔尼高地地区所有的骨折病人都送往他的医院。将这些病人分类后，他将比较严重的病人转到伯尔尼治疗。

JS：在 AO 的组建和发展过程中，你的同事们都发挥了哪些作用？

MEM：无论是 AO 组织的建立还是后来的发展，其他人都没出什么力，所有的工作都是由我自己完成的，我是 AO 发展的驱动力，就连 AO 组织章程的大纲也是我写的。

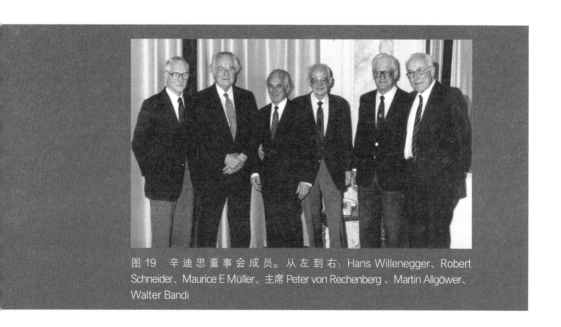

图 19　辛迪思董事会成员。从左到右：Hans Willenegger、Robert Schneider、Maurice E Müller、主席 Peter von Rechenberg、Martin Allgöwer、Walter Bandi

建立研究实验室和资料中心

<hr/>

1950 年，在维也纳拜访 Böhler 后，更坚定了我认真收集资料的信念。资料收集是 Böhler 成功的秘诀之一，也应该是我们能否成功的关键因素。

JS：咱们讨论一下知识产权问题。你将自己发明的所有内植物，如螺钉、钢板和其他器械都注册了专利，这些产品的知识产权都归你。其他人对产品的设计和改进贡献不大。你负责画图设计和申报专利，而 Mathys 负责生产加工，是这样吗？

MEM：是的。我们对产品的设计理念都基于临床研究的结果和文献记录。让我再进一步解释一下。

Böhler 代表的是骨折保守治疗学派，我创立的是骨折手术治疗学派。我们的治疗方法得到了动物实验的支持，我可以预见到循证医学的时代终将来临。将著名教授的个人意见尊为"圣经"的年代很快将终结。要想取得治疗的成功，必须获得临床和实验室证据的支持。怀着这种想法，我于 1958 年初对 Allgöwer 说，我们需要建立一个实验室和资料中心。由于我们资金匮乏，他建议到达沃斯找个地方建立实验室。达沃斯因治疗结核病而久负盛名，但

107

自从抗结核药出现后，大部分治疗机构人去楼空。通过一个朋友，Allgöwer 在达沃斯找到了一处空房子。我们的工作地点刚开始是一间屋子，后来规模逐渐扩大。

除了实验室外，我们的资料中心也开始建立了。我刚开始从事外科工作时，就十分重视临床资料的收集工作。当时至少在欧洲，资料收集工作并没有受到重视。Van Nes 根本就没有收集资料的习惯。Danis 只收集了一些草图，他的主任 Lambotte 50 年前也是这么做的。当我问 Danis 是否做过动物实验时，他说所有的工作都是他一人完成的，并且花费也需要自己掏腰包，所以他没法进行任何研究。他有一个操作室，但没有实验室。他的治疗理念完全来源于他的临床工作。

1950 年，在维也纳拜访 Böhler 后，更坚定了我认真收集资料的信念。资料收集是 Böhler 成功的秘诀之一，也应该是我们能否成功的关键因素。在 1959 年的达沃斯，我们的资料中心建立后，我学会了如何使 X 线片小型化，以便于储藏。然后我们设计了特殊的表格，用 A、B、C 对病人的资料进行编码，并同时附上病人不同治疗阶段的微型 X 线片。据我所知，这是人们首次将病历资料和 X 线片一起储存。所有资料都以一种前瞻性的方式被记录下来，这将是对质疑者最好的回答。储存 X 线片对制作教学幻灯片起到了关键性的作用。

JS：对收集资料这件事大伙有什么反应？

MEM：很难说服同事们进行前瞻性的记录，因为这是一件很费时间的差事，但他们还是尊重我的意见，从治疗开始即收集整理病人的资料。我们的工作刚开始遇到了强烈的反对，但后来人们逐渐明白了前瞻性资料收集的价值。我们赢得了胜利，站在了循证医学的最前沿。

在开始进行资料收集之后，我们意识到需要对骨折进行分类，并建立一个标准，以便对收集的病例进行分类。在 20 世纪 60 年代中期，我们对骨折进行了初步分类。又过了 30 年，我们出版了《长骨骨折的综合分类》❶ 一书，这本书是多年努力的结果。

JS： 你的同事对基础研究感兴趣吗？

MEM： 对于这一点，他们接受起来相对容易一些。当我拜访 Van Nes 和 Danis 时，我就意识到了基础研究的重要性。在莱顿市，我看到 Van Nes 创立了一个现代化的医院，不仅有大量的临床病例，而且进行着大量的基础研究。而从另一方面看，Danis 的一个重大失误是他只有临床病例，没有基础实验的依据。如果我们要想成功地开展一项骨折治疗的新手术，那么我们一定要得到基础研究的支持。当时没有人开展骨折绝对稳定固定的基础研究。因此，在 1958 年夏天，我们建立了一个手术实验室，资料中心也同时建立。

JS： 你从事什么样的研究？

MEM： Allgöwer 是一个好伙伴。他明白基础研究的重要性，并积极参与进来。他同时也非常了解资料收集、出版著作和建立学术地位的重要性。刚开始，他继续进行以前关于烧伤和创面愈合的研究。后来他又重新开始做细胞培养。他认为单核细胞也许是骨细胞的前身，这在当时是一个非常超前的概念。

我知道为使基础研究持续进行并不断扩大规模，经费的不断投入是前提。由于在当时瑞士的外科界有不少人对我们的工作持反对态度，所以不能指望从大学或政府得到财政支持。我们必须得到必要的经费，还要确保对它的独立支配权。此时，知识产权的重要性就显现出来。

---

❶ Müller ME. The Comprehensive Classification of Fractures of the Long Bones. Berlin: Springer; 1990.

早期的财政支持

> 几年后，著名的法国骨科医生 Merle D'Aubigné 告诉我，毫无疑问，我们自筹资金的能力是 AO 组织成功的关键因素。

MEM：刚开始我们没有财政支持，那时的花费都是自掏腰包。在我们成立 AO 组织时，Bandi、Schneider、Willenegger 和我每人出资 10 000 法郎，我们没有其他的资金来源。在外科实验室建立后，我们每人又出资 10 000 法郎。我们还商定，每一个瑞士 AO 组织成员，每年要交 500 法郎的会费。Allgöwer 从一个赞助烧伤研究的公司额外募集到了 30 000 法郎赞助。

我们很自豪，在没有任何外界资金支持的情况下能开始工作。这从另一方面说明，我们对自己的工作多么有信心。我有一个设想，建立一个确保资金稳定来源的机制，但也知道，透露我们这一想法的时机尚未成熟。几年后，著名的法国骨科医生 Merle D'Aubigné[1] 告诉我，毫无疑问，我们自筹资金的能力是 AO 组织成功的关键因素。如果我们只能依靠政府和大学的财政支持才能活下去，那么我们只有死路一条。

---

[1] Robert Merle D'Aubigné（1900—1989）于 1948—1970 年任法国巴黎科钦（Cochin）医院外科主任。

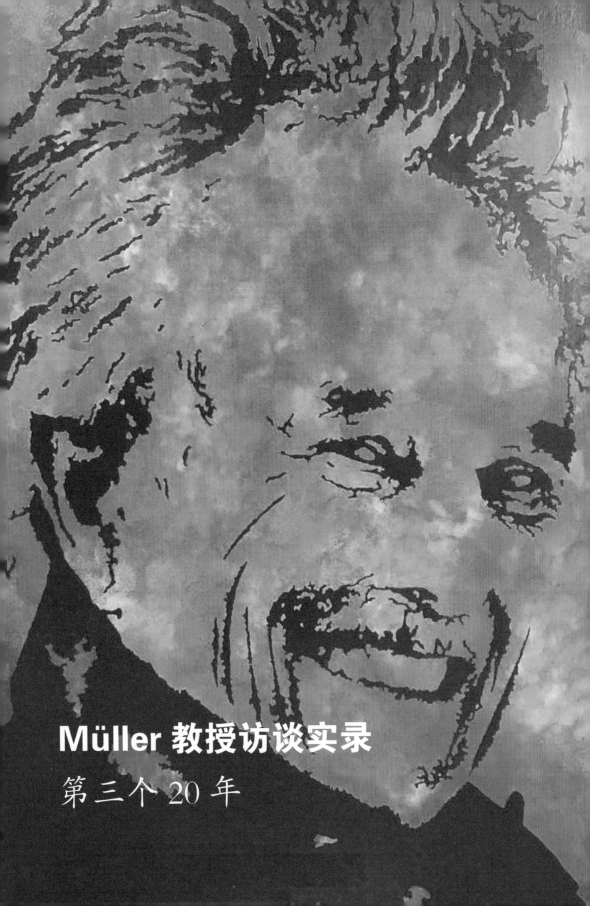

Müller 教授访谈实录

第三个 20 年

成立 AO 组织：1958 年 11 月 6 日

> 我们正式将该组织注册为 Arbeitsgemeinschaft für Osteosynthesefragen（内固定研究学会，简称 AO），每一个成员都给这个组织带来了能量和智慧。

JS：我们说一说 1958 年 3 月 15 日，在比尔市 Martin Allgöwer 所在的医院召开的那次会议吧，都有谁参加了那次会呢？

MEM：瑞士 AO 组织有 13 个创始人，1958 年 11 月 6 日，即瑞士外科学会开会的前一天，我们在比尔市的精英酒店召开了组织成立大会。我们正式将该组织注册为 Arbeitsgemeinschaft für Osteosynthesefragen（内固定研究学会，简称 AO），每一个成员都给这个组织带来了能量和智慧。Martin Allgöwer 所起的作用非常关键。他在比尔有一所医院，是瑞士最大的医院之一。他手下的工作人员包括 2 个总住院医生和 10 个医生助理。他聪明睿智，有洞察力，口才很好，腿脚麻利，颇具幽默感。他是我们组织中唯一能说英语的。Allgöwer 鼓励学术研究，当他还是个总住院医生时，他就要求手下的医生助理们搞研究，写论文。他很严厉，但很公正。

JS：他有什么政治背景吗？

MEM：他和我都与政治无关。在瑞士，我们不是通过人际关系获得上升通道的。我们相信公平，反对腐败。在瑞士的法语区可能有些不光明正大的行为，但在德语区则没有。Allgöwer 消息灵通，又懂政治。当我在 1960 年申请圣加伦医院的工作岗位时，他支持我，并向当地卫生当局推荐我。

JS：Allgöwer 有哪些成就使他在比尔地区名声远震呢？

MEM：他写了一本很有名的关于基础研究的书，当时是瑞士出版的唯一一本关于外科基础研究的书，主要介绍他从事的单核细胞和细胞培养的研究成果。他是瑞士第一个做动物实验的外科医生。在当时，只有生产药品的公司才做动物实验。他还学会了先进的细胞培养技术，为此他专门在得克萨斯学习了 1 年，还就他的研究做过讲座。在我们研究制造内固定器材所用金属材料的安全性时，他这套本领确实派上了用场。

Hans Willenegger 是巴塞尔大学的教授，也是利斯塔尔一家大医院的主任。他临床经验丰富，热情投入基础研究。他的朋友圈也很广泛，这对 AO 组织的建立帮助很大。

Robert Schneider 身材高大，有军人气质，是瑞士外科学会董事会中的活跃分子。当他在伯尔尼时，曾在 Karl Lenggenhager 手下做普外科的住院医生。那时他就志在学术，被公认为前途远大的外科新星。他很希望获得博士学位，并在伯尔尼当一名教授。不知什么时候，Lenggenhager 告诉他，他只能提拔那些听命于他，并绝对忠诚的人。在那时候，科主任对手下医生有绝对的权威，对他们的职业前途有决定性作用。

来自因特拉肯的 Walter Bandi、来自朗瑙的 Walter Schär 和来自圣伊米耶的 Walter Stähli 是 Schneider 的密友和忠实支持者。我们组织中的另外两名成员，René Patry 和 Ernst Baumann，是这个处于初级阶段的学术组织中的政坛新星。René Patry 是日内瓦大学的教授，更具政治影响力。当时他是瑞士外科学会的副主席，1 年后成为主席。Baumann 是瑞士创伤外科学会主席和荣誉教授，也是朗根塔尔医院的院长。我和他们俩都很熟，去他们医院演示过手术。Fritz Brussatis 在巴尔格瑞斯特医院工作，是个负有特殊责任的医生助理。Willy Hunziker 是 Allgöwer 的朋友。Walter Ott 是罗夏医院的首席医生，我在那所医院做了很多手术。这些人和我本人都是 AO 组织的创始人。

瑞士 AO 早期的学术交流会

1958 年 AO 组织在比尔市成立后，于
1959 年 3 月 5—6 日在苏黎世韦德（Waid）城
市医院召开会议。

MEM： 1958 年 AO 组织在比尔市成立后，于 1959 年 3 月 5—6 日在苏黎世韦德（Waid）城市医院召开会议。Drs Molo、Bloch[1] 和 Kaiser[2] 被吸收为新成员。这是 AO 组织的第一次扩容。我们讨论了前瞻性资料收集的问题，强调了它是每个成员的责任。会议第一次讨论了我设计的用于资料收集的 A、B、C 编码表。我还第一次展示了自行设计的带张力器的加压钢板，另外还讨论了定于 1959 年 6 月建立的资料中心和设在达沃斯的动物实验室的相关事宜。

---

❶ Hans-Rudolf Bloch（1913—2003）于 1952—1973 年任格拉鲁斯（Glarus）医院外科兼妇产科主任。

❷ Ernst Kaiser（1903—1967）于 1935—1953 年任苏黎世韦登斯维尔（Wädenswil）医院外科主任，1953—1967 年任苏黎世韦德城市医院院长兼外科主任。

AO 组织的第二次正式会议是在 1959 年 12 月召开的，会议地点也是在韦德城市医院。我们准备的瑞士 AO 章程获得了全体代表的一致通过。

第三次会议是在 1960 年 3 月 8—9 日，由 Bandi 主办，会议在因特拉肯召开。除了委员外，会议第一次邀请了一些嘉宾参会。

JS：在筹建 AO 组织、设计内植物和手术器械时，你自己的职业生涯是如何规划的呢?

圣加伦的新医院

　　　　　　　　　　我人生的另一件大事是 1959 年 6—7 月的
　　　　　　　　　　美国之行。我应明尼阿波利斯市（Minneapolis）
　　　　　　　　　　医院 Blount 教授的邀请，参加美国骨科学会
　　　　　　　　　　举办的年会。

MEM：1957 年 12 月，在我离开巴尔格瑞斯特时，人们就开始谈论要在圣加伦建一所新的创伤和骨科医院。建院目的是取代当地日渐老化的外科医院，因为它已经无法满足现代社会的需求。人们还谈论新医院骨科主任的人选，我的名字频繁出现在这些讨论中。Francillon 教授听说我要离开巴尔格瑞斯特后威胁说，如果我离开，他确定我得不到那个职位，但是，如果我能留下来，我一定会得到它。尽管有这些威胁，正如我以前说的，我已经做好了承担后果的准备。

　　1957—1958 年初，报纸上充满了各种关于这所新的最先进医院的报道。据说这座位于圣加伦的医院将于 1960 年开业（图 20）。它有 400 张病床，不仅是为了取代有 300 张病床的老医院，而且有瑞士最大的主要用于治疗肌肉骨骼系统损伤和畸形矫正的科室。1958 年下半年，官方对这个科室主任职位的招聘广告正式见报了。它要求应聘者必须兼通骨科和普外科，因为除了

骨科疾病外，该科室还要治疗创伤病人。在当时的瑞士，骨折病人是由普外科医生治疗的。1959 年春天，我决定申请这个职位。

JS：这所医院对瑞士有什么重要意义？

MEM：要了解其中的意义，你必须知道瑞士根据地理位置划分为不同

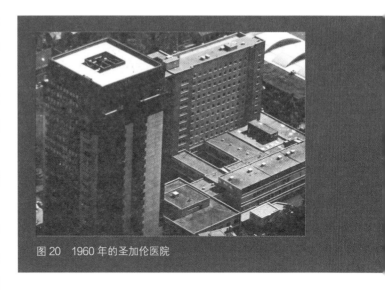

图 20　1960 年的圣加伦医院

的区域。例如：苏黎世地区，不仅包括城市本身，还包括其周边地区。圣加伦位于苏黎世的北部，向东一直延伸到奥地利和德国，被称为东瑞士。它因纺织闻名于世，直至今天，这些纺织厂还集中在圣加伦州的首府圣加伦市周围。圣加伦是比较大的州之一，北至沙夫豪森（Schaffhausen），南至格劳宾登。

旧的圣加伦医院始建于 19 世纪末，已经使用了 50 多年，尽显老态。它是一所综合医院，分很多专业，有些专业水平很高，获得广泛赞誉。它的眼科专业尤为突出，可以毫无疑问地说，是全世界最好的眼科之一。大外科也是治疗水平很高的一个专业。

旧的圣加伦医院有 300 张病床，院长是 Josef Oberholzer。他并不是瑞士最著名的普外科医生，但性格刚毅。他梦想着将新的医院增加 100 张床，并引入一些新概念，即内外科各分 200 张床。这个计划是 20 世纪 50 年代中期制订的。

Oberholzer 医生明白，现代外科学是一个多学科合作的领域，所以单纯普外科出身的医生是不能有效管理整个大外科的。他想在大外科的名下建立一个瑞士最大的，负责肌肉骨骼系统创伤治疗和畸形矫正的骨科，并希望其他相关领导支持这一想法。大外科当然还包括其他专业，如神经外科和泌尿外科，但建立一个"四肢外科"才是他最想要的。骨科主要治疗创伤和开展

重建手术。他认为随着时间的推移，各个外科专业都会逐渐成熟，成为一个独立的外科部门，此时成立"四肢外科"的时机已成熟。

当这些讨论正在进行的时候，我正在巴尔格瑞斯特做总住院医生，因为我是为数不多的兼有普外科和骨科两个行医执照的医生之一，我认为我很适合新医院外科主任这一职位。我认为是时候离开巴尔格瑞斯特了。我在这所医院成为一个成熟的外科医生，但已经没有更多可以学习的了。另外，1952年以来，我只做矫形手术，很少治疗创伤病人，这是我的一个遗憾。

建立一个新医院需要 3~4 年的时间。该医院于 1955 年动工，将于 1960年竣工。值得注意的是，到目前为止，圣加伦医院大部分职位的任命是在苏黎世做出的，少部分是在巴塞尔。苏黎世大学认为圣加伦医院应由它管辖，并希望新的任命出自它自己的队伍。我虽然目前身在苏黎世，但我出生在伯尔尼的比尔市，从小在瑞士法语区学习。按理说我应回到伯尔尼老家，那里也会建新医院，我也会得到一个职位，但就当时来说，我更想留在圣加伦医院。

另外一个选择是等到 Francillon 教授退休，我几乎可以肯定能接替他在苏黎世的职位。但无论是伯尔尼还是苏黎世都是将来的事，而不是现在。1957 年我在巴尔格瑞斯特工作时，我就比较过这些选择。我对自己说："你已经 39 岁了，已婚，有 3 个孩子，每月只赚 1 500 法郎。"除了节假日的花费和交税，已所剩无几。我必须到院外兼职，赚些外快来补贴家用。我还清醒地意识到，虽然我只是个总住院医生，但我在当地已小有名气。我做了许多别的医生不愿意做的手术，如转子间截骨治疗股骨颈骨折，以及转子间三平面截骨治疗股骨近端骨骺滑脱。我还引进了一些在巴尔格瑞斯特闻所未闻的新手术，并且我对骨科的学术动态了如指掌，即使对远在英格兰的研究也是如此。

我有两个选择：去私人医院或加强我作为圣加伦医院候选人的地位。我知道，过去 4~5 年没给创伤病人做过手术是我的一大缺陷。报纸上的广告说得很清楚，未来外科主任的候选人必须同时擅长创伤和矫形手术，医院把这二者都作为治疗的重点。

JS：谁最有可能当选呢？

MEM：行政当局会了解谁是可能的候选人，再比较各自的条件，而我是唯一一个兼具普外科和骨科两个行医执照的人。另外一个人也被列入考察对象，但我认为他的竞争力不如我。

JS：这个任命是否需要多级政府的批准呢？

MEM：不需要。在瑞士，我们有不同的政府机关。因为这个职位的任命权在州政府，所以州政府官员起决定性作用。在瑞士，州政府的权力很大，不需要再报联邦政府的批准。大学是州政府的附属机构。

我的另一个有吸引力的条件是，如果我得到圣加伦医院的职位，我将能够创造一个"学院"。圣加伦市有一所大学，但它只有一个商科专业，它在商业圈内很有名。如果能在圣加伦医院入职，我就能创建一个医学院，只招收临床实习阶段的学生，不招收临床前期的学生。换句话说，这就是所谓的"学院"。1955 年我就有这些想法，这就是我在 1956 年下半年去 Böhler 那学习的缘故，他以建立条理清晰的骨折保守治疗系统而闻名。

虽然 Böhler 学派在整个欧洲对骨折的保守治疗做得最好，但它不是学术中心，它是从工伤保险医院发展起来的。他非常重视病人及关节的活动，只有骨折的部分才用无衬石膏固定，未受伤的关节可继续练习活动。例如，对股骨骨折，他们用牵引结合膝关节活动的方法来治疗。胫骨骨折先进行牵引，然后再用无衬石膏固定。对上肢骨折，如果石膏无法维持对位，则先用克氏针固定骨折，然后再用石膏外固定。所有的踝关节骨折都用长腿石膏固定，如果对位无法维持，则另加克氏针固定。他们对钢板、拉力螺钉和环状钢丝固定一无所知。我很吃惊，他们对 Pauwels 和他的生物力学理论毫无了解，虽然这些文章都是用德文写的。他们对手术治疗骨折及其取得的优良效果同样一无所知。我到维也纳拜访他们时，他们刚开始用 Küntscher 发明的髓内钉治疗骨折。然而，他们井然有序的保守治疗方法也治愈了大量的骨折病人。他们也非常重视早期康复和认真的资料收集。这套治疗程序启发了我，我们也计划建立一套相似的骨折手术治疗程序。

在 1959 年的初春，我向圣加伦医院提交了申请。那时候，我已经花了一年半的时间跑遍了整个瑞士，甚至还到国外做过手术。我将求职信交给了圣加伦的卫生主管部门。包括我在内，共有 6 个候选人。但在 1959 年 5 月，我被告知只剩 2 个候选人。除了我之外，另一个是在比尔市工作的 Balmer 医生。关于我的申请，尽管是非正式的，我听到的第一个反对声音来自苏黎世大学。我虽然不能肯定，但我立即意识到，这可能是 Francillon 教授及其追随者从中搅局。

我人生的另一件大事是 1959 年 6—7 月的美国之行。我应明尼阿波利斯市（Minneapolis）医院 Blount 教授的邀请，参加美国骨科学会举办的年会。离开瑞士之前，我写信给卫生行政当局，说我将于 7 月底返回。如果到那时候圣加伦的申请还没有得到批准，我将撤回我的申请。我不能再像以前那样做一个"江湖游医"，在瑞士国内到处做手术，是时候做出改变了。

首次北美之行：1959 年 6 月

> 他给每个提到名字的人打电话，把我介绍给他们，安排好我的整个行程。他告诉每个人，他刚和一位瑞士医生进行了大查房和病例讨论，他展示的病例很精彩，值得他们了解。

MEM：我的首次美国之旅是在 AO 组织成立 8 个月后成行的。我非常想到美国看一看。我拜访 Pauwels 时遇见的 Walter Blount 教授邀请我参加在纽约州东部普莱西德湖由美国骨科学会举办的会议。被这么有名的教授邀请参会是莫大的荣誉，我感到非常兴奋。

我是乘船去的美国，一共用了 6 天时间，其中 3 天是在风暴中航行。大部分乘客都晕船了，我也未能幸免。在甲板上，我遇见了一个年轻的瑞士女人，她在纽约居住，这次是回家。我们成了好朋友，在晕船时相互关照。风暴过去后，我问她是否有兴趣成为 AO 的代表。我向她解释说，我们刚成立了一个学会，想在纽约建一个办公室。为了方便北美地区的人给我们写信，我们应该在北美地区有一个地址。她很高兴接受了这个邀请，并允许付费使用她的地址。她许诺一旦收到来信，会转寄给我。你瞧，我在到达北美之前，就在北美有了一个办公室。

3 年后，我们在北美因 AO 这个名字而吃了一场官司。我从没听说过美国光学公司（American Optical）这个名字，它注册的名字也是 AO。后来我们在北美地区的正式名称为 ASIF（Association for the Study of Internal Fixation）。

在 6 月初，周二的早晨，到达纽约不久，我就在宾馆打电话给长老会（Presbyterian）医院的 Stinchfield❶ 教授。我和他未曾谋面，但久闻他的大名。我对他的秘书说，我从瑞士来，第二天想和他见个面，哪怕只有几分钟也行。她把见面的时间安排在 2 周以后。我向她解释说，由于行程原因，2 周后是不可能的。正当我打电话讨论这个问题时，我听见办公室的门开了。我冒失地说了一句："肯定是你的老板回来了，请你问问他明天是否有时间，抽出几分钟见一下我这个从瑞士专门来拜访他的人。"出人意料的是，秘书让我直接和教授说话。

Stinchfield 教授说："好的，你明天早晨 8 点，在我上手术之前来我办公室吧，8 点半我们一起去手术室。"我们第二天 8 点见了面，我让他看了我带来的一些幻灯片。在看了几张片子后，Stinchfield 让我多放些片子给他看。时间不知不觉地过去了，猛然间，他看到时间已经 9 点了，然后他说："我必须尽快到手术室。你给我看的病例非常精彩，我建议你去见见 Andy Bassett❷，把你做的工作给他看看。我下了手术再和你见面。"

我虽然完全是个陌生人，但还是引起了 Stinchfield 的注意。当我们在上午 11 点再次会面时，他看了我所有的 80 张幻灯片，特别是那些通过加压方法固定骨折，术后早期活动的病例。他邀请我参加周四的大查房，再给他看一遍这些幻灯片，到时候他本科室和其他科室的人会来参加。我说我英语说

❶ Frank Stinchfield（1910—1992）是哥伦比亚大学骨科教授和主任，长老会医学中心首席外科医生兼主任，纽约骨科医院首席外科医生，残障疾病研究所主任。

❷ C. Andrew L. Bassett（1924—1994）从 1955 年起任哥伦比亚大学教授和长老会医院骨科医生助理。

得不太流利，他说他能明白我的讲解内容，并说在美国没人见过类似的手术。我问他都有谁会参加这个大查房呢？

他回答说："McLaughlin[1]。"

我问他是不是那个发明髓内钉和钢板的 McLaughlin，我久闻他的大名。他还提了其他几个人的名字，其中有些有名气，但大多数人我并没有听说过。在周四，我作为演讲嘉宾出席了在一个大屋子里举行的大查房。屋子里的人并不多。在对我表示了欢迎之后，Stinchfield 介绍说我将会给他们展示 3 种闻所未闻的病例：第一，用钢板加压治疗假关节，不植骨，也不切除假关节周围的瘢痕组织；第二，切开复位，通过钢板加压以实现绝对稳定的固定方法治疗新鲜骨折，且术后早期活动；第三，利用改良的 Walter Blount 术式治疗髋部疾病。

我给他们展示的病例包括假关节治疗，通过转子间截骨使关节间隙再次出现，经股骨颈截骨治疗股骨近端骨骺滑脱，晚期随访证实未发生股骨头无菌坏死。我刚开

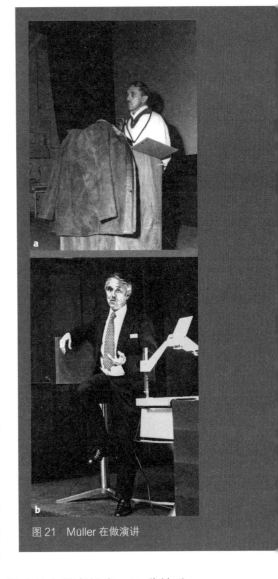

图 21　Müller 在做演讲

始演讲时，房间里的人并不多。几分钟后，屋内的人越来越多。20 分钟后，人员爆满，后来的人只能坐在台阶或地板上（图 21）。1 小时的演讲后，我回答了一些问题。查房结束后，Stinchfield 让我第二天，也就是周五上午再来，

----

[1]　Harrison McLaughlin（1906—1970）任纽约长老会医院创伤骨科主任，临床骨科教授。

一起计划一下我在美国的行程。我是 10 点钟到的。

"你应该去芝加哥。"他说，并列出了几个将要拜访的医生的名字，"然后去密尔沃基会见以前就认识的 Blount，接下来去梅奥诊所，从那里去旧金山，然后再去洛杉矶。"

他给每个提到名字的人打电话，把我介绍给他们，安排好我的整个行程。他告诉每个人，他刚和一位瑞士医生进行了大查房和病例讨论，他展示的病例很精彩，值得他们了解。他安排我参观 25 家医院。在我离开之前，他提到了 1961 年将在纽约召开的 SICOT [1] 会议，他问我参观完 25 家医院后，能否回来再次见面，他非常愿意和我再次见面。

名单中的第一站是密尔沃基。Blount 医生颇具绅士风度，他再次邀请我作为他的客人，参加将在普莱西德湖举行的美国骨科学会年会。结束了在密尔沃基的行程之后，我去了梅奥诊所，在那里，Bickel [2] 和 Coventry [3] 热情接待了我。之前去过的北美几家医院并没有给我留下深刻印象，而梅奥诊所的手术给我的印象极深。参观完医院，Bickel 对我说："顺便问一句，你骑马吗？"

我在部队服役时骑过马。他打电话给他妻子，让她备好马匹。他们家住在郊外，几乎是在乡下。当我们到达时，3 匹马已经准备好了。他妻子把自己的骑马专用服装借给我，说话间，我们已经骑马上路了。我已经 10 年没有骑过马了。围着 Bickel 家周围的几个湖，刚开始我们骑得比较慢，后来越骑越快，玩得非常开心。

这次访问结束后，我回到了密尔沃基。Blount 和我乘飞机前往普莱西德湖。我发现 AOA 会员的行为有些不同寻常。在欧洲开会时，男性和女性都是混在一起的。而在美国参加招待会时，男性聚在一边，而女性聚在另一边。我

---

[1] SICOT：国际矫形与创伤外科学会。

[2] William H Bickel 于 1964 年任美国骨科学会主委。

[3] Mark Bingham Coventry（1913—1994）于 1946 年开始在梅奥诊所工作，1958 年成为骨科教授，1963—1970 年任骨科主任。

想和那些对我印象很好的女士们聊聊天，但她们的丈夫却坚持我和他们聊天。刚开始我觉得很吃惊，随着走的地方多了，我意识到各地有各地的风俗习惯。

离开普莱西德湖，我前往旧金山，Soto Hall[1] 接待了我。我在参加 SICOT 会议时，听过他的演讲。我的演讲获得了强烈反响，他们邀请我做了 2 台手术。一例是股骨颈假关节，另一例是髋关节炎。我有些紧张，因为这 2 例手术都很难做。为了防备有人请我演示手术，我自己带着钢板。第二天，来自洛杉矶的医生也在手术室参观了我的手术。他们大开眼界，说确实像 Stinchfield 说的一样。他们问我是否能前往洛杉矶。我同意了，在那儿做了几次演讲，并在 3 家医院演示了手术。

在返回东部的路上，我到孟菲斯（Memphis）的坎贝尔（Campbell）医院拜访了 Boyd[2] 医生。他给我看了一例用克氏针治疗前臂骨折的手术。当我给他看了我用钢板治疗前臂骨折，尤其是治疗前臂骨折假关节形成的病例后，他意识到我的方法可能更好。几年后，Anderson[3] 在《骨与关节损伤杂志》（JBJS）发表了一篇文章[4]，介绍他们用 AO 钢板治疗前臂骨折的病例。这篇文章为我们在美国赢得了荣誉。

离开迈阿密后，我去了位于巴尔的摩（Baltimore）的约翰斯·霍普金斯（Johns Hopkins）医院，在那里我认识了 Robert Robinson[5]。当我在巴尔格

---

[1] Ralph Soto-Hall（1899—1993）在旧金山加州大学医学院任骨科助理教授。

[2] Harold B Boyd（1904—1981）于 1962—1970 年就职于田纳西州孟菲斯坎贝尔（Campbell）医院，并任人事总管。1958—1971 年，任田纳西州大学骨科系教授兼主任。

[3] Lewis D Anderson（1930—1997）于 1960 年起在田纳西工作。1971—1977 年任骨科教授。

[4] Anderson LD, Sisk TD, Tooms RE, Park WI, III. Compression-plate fixation in acute diaphyseal fractures of the radius and ulna. J Bone Joint Surg. 1975; 57-A: 287-297

[5] Robert A Robinson（1924—1990）于 1953 年被任命为马里兰州巴尔的摩市约翰斯·霍普金斯医院第一位全职骨科教授。

瑞斯特当住院医生的时候，我就根据他发明的方法做颈椎融合。他很高兴我按照他的方法做脊柱手术，对我展示的病例也很感兴趣。接下来我到特拉华州（Delaware）杜邦（duPont）医院见到了 Shands❶ 医生。我在参加 SICOT 会议的时候，认识了他手下的 MacEwen❷。几年后，当我们在新奥尔良相遇时，他还谈起了我们的那次见面。我回纽约之前，一共做了 27 次演讲，在纽约做了另外 2 次演讲。我还在关节病医院演示了手术，那所医院给我留下了深刻印象。

通过美国之行，我和 Stinchfield 成了好朋友。他邀请我于 1971 年作为他的客人，参加第二届美国关节外科年会。在那次会议上，我成了荣誉会员。1975 年，我们在哥本哈根举办的 SICOT 会议上再次相见。就在这次会议上，John Charnley、Stinchfield 和我决定成立国际髋关节学会。

1959 年的美国之行，使我在美国骨科界崭露头角。我发现美国骨科界和我想象的不一样，有些难以理解，但同时在很多方面令人钦佩。我结交了很多重要的美国朋友。我也知道我的手术技术和新理念给他们留下了深刻印象。

❶ Alfred R Shands（1899—1981）来到特拉华州的威尔明顿后，成为阿尔弗雷德杜邦（Alfred I du Pont）残疾儿童医院第一位主任。他在这个职位上一直工作到退休。

❷ G Dean MacEwen 于 1969—1986 年任阿尔弗雷德杜邦医院的医学部主任。

美国归来：圣加伦医院的职位

> 我意识到，我想要的是职业成功和一个比开私人诊所更有意义的工作。除了谋取职业的发展，眼下要做的是如何促进 AO 的发展。

MEM：我在 1959 年 7 月底回家后，打电话给卫生行政当局相关负责人，询问我申请圣加伦医院职位的事。他们没有立刻给我答案，但答应有结果后写信通知我。打电话不久后，我接到了他们的回信，通知我 Balmer 医生成功当选。我有些失望，但遇到困难就垂头丧气不是我的秉性。我失业了，下一步该怎么办？在离开巴尔格瑞斯特后的几年里，我建了一个发展势头良好的私人诊所。

我一定要抓住下一次机会，我不愿再做"江湖游医"或"飞刀医生"。我意识到，我想要的是职业成功和一个比开私人诊所更有意义的工作。除了谋取职业的发展，眼下要做的是如何促进 AO 的发展。

1960 年：不平凡的一年

我们还风闻，满大街的人都在讨论我们全
新的骨折治疗方法，把这项技术说得神乎其神。

JS：现在咱们聊一聊 1960 年，它是你生命中不平凡的一年。

MEM：是的。事情的发展越来越快。1959—1960 年的冬天，4 个 AO 成员所在的诊所，即 Allgöwer 所在的丘尔诊所、Willenegger 所在的利斯塔尔诊所、Bandi 所在的因特拉肯诊所和 Schneider 所在的大赫希斯泰滕诊所，都按 AO 原则治疗他们的病人。也就是对诊所所有的病人都尽快手术，稳定固定，术后不用石膏固定，早期开始练习患肢活动。所有病例都被前瞻性地记录在案。

在第二年春天，巴塞尔和苏黎世的普外科医生注意到，他们治疗的病人数量急剧下降。我们还风闻，满大街的人都在讨论我们全新的骨折治疗方法，把这项技术说得神乎其神。在运动员的圈子里也在传说，我们的治疗方法比大学医院好得多。当病人们争相去 Schneider 所在的距伯尔尼不远的社区小诊所治疗时，伯尔尼的普外科医生们个个气急败坏。

瑞士外科学会年会：1960 年 5 月

> 这些演讲在外科学会年会上引发了强烈
> 反响，他们有许多迫切的问题需要解答。

MEM：瑞士外科学会年会于 1960 年 5 月在日内瓦召开。AO 创始人之一的 Patry 教授是该学会主席。大会议程已印发完毕，但迫于普外科医生群体的压力，Patry 教授在最后一刻增加了 4 个演讲，演讲人分别是 Martin Allgöwer、Hans Willenegger、Robert Schneider 和我。我们主要是向大家介绍什么是 AO。

我在会上介绍了稳定内固定的原则。Martin Allgöwer 信心满满地介绍了他们医院应用拉力螺钉治疗胫骨骨折的病例。Hans Willenegger 介绍踝关节骨折脱位（这对他来说是个老话题）的治疗方法不再是用克氏针固定，而是采用拉力螺钉，必要时结合钢板固定。最后，Robert Schneider 介绍了应用髓内钉治疗胫骨骨折。

这些演讲在外科学会年会上引发了强烈反响，他们有许多迫切的问题需要解答。但由于这些演讲被安排在大会的末尾，没有时间进行讨论。我们的演讲并没有消除他们的疑虑，所以可以感觉到出席者的紧张和不满。为了平复这些不满情绪，瑞士外科学会计划在 1960 年 11 月召开一个特别会议。

圣加伦医院的职务任命

我听说其他医院的普外科医生私下议论，
这所新医院将成为 AO 堡垒，其他人都将失业。

MEM：好像是为了注入更多的刺激，在 1960 年 8 月 16 日，各大报纸刊出了声明，报道说 Balmer 医生辞去了圣加伦医院的职务，我被任命为该医院的大外科主任。Balmer 医生突然辞职的原委不久就浮出了水面。他是在 1960 年 8 月第一次巡视了圣加伦医院，并意识到这个规模巨大的新医院超出了他的掌控能力。因为他在比尔工作的医院总共有不到 50 张病床，他无法想象如何才能将这 200 张外科床位住满病人。他的担心很现实，他无论名气和经验都不如我。

他的突然意外辞职，使卫生当局非常抓狂，他们面临着组织危机和政治惨败。为了摆脱困境，他们意识到唯一的希望就是任命我顶替那个职位。这一次，那个位子非我莫属了。最后政府批准了我的任命。在 8 月中旬，各大报纸刊登了我的任命。我听说其他医院的普外科医生私下议论，这所新医院将成为 AO 堡垒，其他人都将失业。

第二次美国之行：1960 年 9 月

　　　　　　　　　　就这样，作为 AO 理论的拥趸，开启了他
　　　　　　　　辉煌的职业生涯，最终成为北美最有影响力的
　　　　　　　　AO 先驱者之一。

MEM：1960 年 9 月，在等待圣加伦医院的任命时，我再次前往美国。这次是去纽约，参加在阿斯特（Astor）宾馆举行的 SICOT 会议。在 Andrew Basset 医生的帮助下，我组织举办了一场很棒的展览，我是在 1959 年拜访 Stinchfield 教授时认识他的。

我的展览吸引了很多人的注意，其中就有 Joseph Trueta[1] 教授和他的朋友 Henry Osmond-Clarke[2]，两位都是骨科和创伤界的巨头。他们的反应一点儿都不积极，或者说有点令人沮丧。Joseph Trueta 教授认为我用金属钢板治疗骨折的想法很疯狂，他故意当着许多与会者的面大声对他的朋友说这番话。

---

[1] Joseph Trueta（1897—1977）于 1949—1966 年任牛津大学纳菲尔德（Nuffield）骨科主任。

[2] Sir Henry Osmonde-Clarke（1905—1986）从 1936 年起任邻近曼彻斯特的克洛普赛（Crumpsall）医院的顾问医生，后来在伦敦皇家骨科医院工作。

一个年轻的加拿大人，Richard Cruess❶也参加了那次会议。那时他正在外科接受培训，还没有确定是做一名普外科医生，还是选择其他的专业。他对我应用加压原理治疗假关节很感兴趣。他反复说，这种方法他闻所未闻。几年后他对我说，这次展览使他大开眼界，看到了骨科的未来，并使他下定决心成为一名骨科医生。开会期间，我还见到了 Dr Howard Rosen❷和他的朋友 Herbert Sandick❸医生，他们也对我治疗假关节的展览很感兴趣，但兴趣点并不一样。Herbert Sandick 医生的叔叔是个资深的网球迷，他的肱骨干骨折经历了 4 次手术仍未愈合。当我看过他的 X 线片后，我对 Herbert 说："请他来瑞士吧，术后 3 个月骨折就会愈合，他还能继续打网球。"他们对我的展览印象很深，决定参加当年举办的第一期 AO 培训班。培训班课程结束后，他们每人买了一套手术器械，准备回去后应用。就这样，作为 AO 理论的拥趸，开启了他辉煌的职业生涯，最终成为北美最有影响力的 AO 先驱者之一。尽管在最初的几年里，他被禁止在医院使用这些器械，但他求助于他的兽医朋友，将他获得的新知识在宠物医院给动物治疗骨折。后来他成了美国兽医骨科学会的创始人之一。过了几年，他的科主任 Henry Mankin❹允许他将 AO 器械用在病人身上（图 22）。

---

❶ Richard Leigh Cruess（1929 年出生）于 1968—1981 年在蒙特利尔皇家维多利亚医院工作，其中 1979—1981 年任总住院医生。1970—1982 年在蒙特利尔圣地兄弟会（Shriners）医院任首席外科医生。

❷ Howard Rosen（1925—2000）于 1948 年在纽约关节疾病医院工作，从 1978 年起任创伤科主任。

❸ Herbert Sandick 在马萨诸塞州皮茨菲尔德（Pittsfield）做骨科医生。

❹ Henry Mankin（1928 年出生）于 1972—1996 年任哈佛医学院教授及麻省总医院骨科主任，1972—2000 年任麻省总医院骨肿瘤科主任。

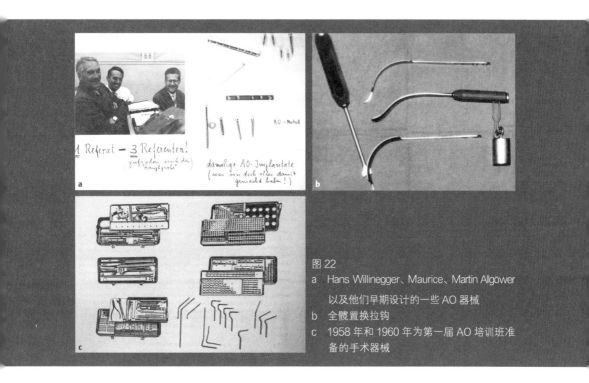

图 22
a Hans Willinegger、Maurice、Martin Allgöwer
   以及他们早期设计的一些 AO 器械
b 全髋置换拉钩
c 1958 年和 1960 年为第一届 AO 培训班准
   备的手术器械

在圣加伦医院开始工作

他们的热情被点燃了，迫不及待地等待病人的到来，以便把学到的知识用到实际工作中去。

MEM：回到欧洲后，我于 1960 年 12 月 15 日到圣加伦医院就任，我带了 2 个总住院医生。其中 Mumenthaler 医生是 Oberholzer 医生的女婿，他并不是我们的首选，但我并不急于做出决定。另一位是 Hardi Weber 医生，我在巴尔格瑞斯特时就认识他，我当时是总住院医生，他是医生助理。我和他并不太熟，但他对我很有帮助。在离开巴尔格瑞斯特后，他去英格兰跟随 John Charnley 学习，最终成为全髋置换的专家。

我组队的时间比较仓促，圣加伦医院的任命是 8 月中旬到达的。我从 1957 年开始在各地做手术，认识的年轻医生并不多。我一共选了 5 个助手，我是通过 Christoph Meuli❶ 的父亲 Meuli Sr 医生认识他本人的，他父亲是瑞士军队卫生部主任，也是一个水手长。我在部队服役并担任医疗队队长时就认

---

❶ Hans Christoph Meuli（1929 年出生）于 1986 年任伯尔尼小岛医院风湿外科主任。

识他，我当时负责制订骨折治疗的条例。Christoph Meuli 后来成了我的总住院医生。Courvoisier[1] 医生是年底过来的，Boitzy[2] 医生于 1961 年 2 月入职。Schneider 医生的侄子 Vasey[3] 也是我们团队的一员。

在上班的第一天，我带领我们的团队进行了一次大查房。我们从医院的顶层开始，它有 40 张床专收私人病人，但当时只住了 5 个病人。接下来是第九层，专收男性病人，只有 10 个病人。第八层也是男性病房，空空荡荡。第七层是女性病房，有 25 个病人。第六层是儿童病房，有 4 个病人。第五层是感染病房，男女病人都收，有 10 个病人，总共有 54 个病人。

Oberholzer 医生看起来有些手足无措。很明显，这些病人在几周后都会回家。他问我没有病人怎么办，我说我会用骨科病人把病房占满，并用最先进的方法对他们进行治疗。他看起来还是心里没底，继续问个不停。他说，如果我们在未来的 4 个月内不能把病人收满，其他外科就会把那些空着的病床占用。我回答道："现在是 11 月中旬，请给我 3 个月的时间。年底之前我做不了很多事。首先，我要对全体工作人员进行培训，还要订购一些必要的手术器械。另外，在 12 月初，我要在达沃斯举办第一届 AO 培训班。在接下来的一个半月里，这些是工作的重点。1961 年 1 月开始，我们的病房可能会空出很多病床，但到 1 月 15 日，也就是从今天开始的 3 个月后，我会邀请卫生行政部门的官员们来我们这儿视察，到那时，一张病床也不会空着。"听完我的话后，他不置可否地摇了摇头。

在圣加伦医院就任后的前 6 周，我主要是对团队成员进行培训并订购了一些器械。那时 Mathys 还不能向医院提供 AO 器械，他所有的器械都用来准备第一届 AO 培训班。刚开始我只能买一些老式器械，如 Danis 拉力螺钉及

---

[1] Eric Courvoisier（1928 年出生）曾在日内瓦动力系统医院外科工作。1973 年任日内瓦大学骨科顾问医生。

[2] Alexandre-Jean Boitzy（1930 年出生）曾在希耶尔和莫尔日（Sierre and Morges）医院任骨科顾问医生。

[3] Harold Vasey（1930—2002）于 1971 年任日内瓦动力系统医院外科主任。1973 年到日内瓦大学工作并于 1977 年成为教授。

钢板，甚至买不到松质骨螺钉。我找了一些 AO 器械，不是用在病人身上，而是用于年轻医生的培训。AO 培训课程结束以后，我们就能敞开应用 AO 器械了。

我团队的成员刚开始对 AO 的骨折治疗原则一无所知。我首先向他们介绍如何通过钢板和拉力螺钉进行加压，实现骨折端的绝对稳定固定，这是绝对稳定原理的基石。在操作中使用了我设计的皮质骨螺钉，其尾部是圆的，有内六角凹槽，配有与其匹配的新式改锥。他们需要学习如何钻孔，如何区别哪些是滑动孔、哪些是普通螺孔，如何使用丝锥，如何实现加压。需要练习如何使加压器对横断骨折进行加压，并用圆孔钢板固定。对斜形骨折要用拉力螺钉固定，然后再用钢板保护。还教他们如何用拉力螺钉和支撑钢板固定关节内骨折，如何扩髓和使用髓内钉。

我萌生了一个想法，把我的 5 位助手作为将来达沃斯培训班的操作指导教师，每人教学员一种固定方法。作为指导老师，他们必须明白稳定固定的原则，会做演示，并指导学员进行操作。他们必须知道如何进行手术，并了解几个实际的临床病例。我手下的 2 名总住院医生会轮流指导实际操作的课程。这样，我们这些默默无闻的团队成员，1 个月内就成为专做器械培训的世界级专家。他们会给比他们年长许多的医生做指导。事实证明，达沃斯的培训课不仅是珍贵的教学经历，而且极大地提升了团队成员的士气。他们的热情被点燃了，迫不及待地等待病人的到来，以便把学到的知识用到实际工作中去。

瑞士外科学会召开的一次不寻常的会议：1960 年 11 月

> 会议结束时的气氛，让我想起了两方敌对军队在战斗中对峙的情景。参会代表的紧张心情是显而易见的。

JS：在 12 月 AO 培训班开始之前，你和你的 AO 同事们经历了一次非同寻常的会议吧？

MEM：是的。那次特别的瑞士外科学会会议是在 1960 年 11 月 24 日召开的，也就是我在圣加伦医院任职后几天的事。会议地点是在维泽霍夫（Schweizerhof）酒店，参会代表至少有 400 人。这次会议是精心策划的，目的是使 AO 名誉扫地，停止我们的努力。组委会安排了 3 位学者进行了主旨演讲。第一位是 Hans-Ulrich Buff，当时他是索洛图恩医院的首席外科医生，并将成为苏黎世大学的外科主任。第二位是 Karl Lenggenhager，他是伯尔尼老因塞尔（Insel）医院的普外科首席外科医师。第三位是 Max Geiser❶，他来

---

❶ Max Geiser（1926 年出生）曾经是 Dubois 教授手下的总住院医生，后成为伯尔尼大学的资深骨科医生。

自伯尔尼，是一位骨科医生，在 Dubois❶教授的手下工作，这 3 位都是瑞士外科学会的委员，带头向 AO 组织发难。

Buff 医生说，拉力螺钉固定是一个无人再用的老方法。如果胫骨骨折需要手术，那么唯一可行的方法就是用髓内钉固定。他确实不知道自己在说什么，他展示的用髓内钉治疗的胫骨骨折的病例，不是固定不稳定，就是有短缩，术后还需要石膏固定。Drs Lenggenhager 和 Geiser 医生治疗胫骨骨折时，先用牵引，然后再用石膏固定。他们坚持认为这是全世界通行的做法，而 AO 组织的医生们正在犯严重的错误。Geiser 在英格兰学习过，他信奉闭合骨折应闭合治疗这一信条。

那时普外科医生只熟悉两种固定骨折的方法。一是用环形钢丝固定螺旋形骨折，术后再结合石膏固定。第二是用髓内钉固定横形骨折。AO 组织认为胫骨骨折应行切开复位，并用加压钢板固定，术后一周开始练习活动。这是一种革命性的技术，而他们完全不能接受。

我们介绍的一些技术过去确实有人用过，例如拉力螺钉技术。它在 1941 年由 Danis 首先报道，但没有引起任何反响。AO 稳定内固定的原则基于我在弗里堡的亲身经历。随着时间的推移，我做了一些细微的修改，但所有内容都公开了。特别是在 1957 年，我在苏黎世做的讲座中，专门讲授了骨的形态和功能是统一的这一原则。在 1957 年，Allgöwer 所在的医院就非常善于用拉力螺钉治疗胫骨螺旋骨折。这些病例都有详细的资料记载。1963 年，我们用德文出版的书中还引用了这些病例。1965 年，该书的英文版面世，名为《骨折内固定技术》❷。

会议结束时的气氛，让我想起了两方敌对军队在战斗中对峙的情景。参会代表的紧张心情是显而易见的。我在圣加伦医院的任命，进一步加深了他

---

❶ Marcel Dubois（1893—1967）是伯尔尼大学外科主任。

❷ Müller ME, Allgöwer M, Willenegger H. Manual of Internal Fixation: Technique Recommended by the AO-Group Swiss Association for the Study of Internal Fixation: ASIF. Heidelberg: Springer; 1970.

们的忧虑。人们对我 1960 年 9 月到纽约参加 SICOT 会议一事议论纷纷。我们将于 1960 年 12 月 10 日在达沃斯举办第一届 AO 培训班的消息更是进一步刺激了与会者的神经。他们得知我们的培训班有关于手术原则的最新讲座，学员们还能在尸体上练习器械的使用。我们强调培训时只能使用 AO 器械，这些器械并不对外销售。这些通告引起了很大的恐慌。这些普外科医生不仅看到他们治疗的病人数量逐渐减少，而且意识到他们并没有机会使用 AO 器械。听到这些消息后，他们指责我们做事不专业，隐瞒病人护理所需要的信息。他们对我们敞开大门欢迎同行参观、学习新技术的做法也很不高兴。

这些普外科医生的担忧和气愤是可以理解的，使我感到意外的是骨科医生也反对我们。在当时，骨科医生是不值急诊班的，如果按照我们制订的治疗原则，他们从此也需要值急诊班，治疗创伤和骨折病人，并且可能需要经常在夜间进行急诊手术。

我和 AO 的同事们觉得我们取得了一个小小的胜利，因为学会本来可以采取措施让我们关门大吉。不知怎的，理性占了上风，他们没有发布官方的谴责和声明。但是很显然，AO 面临的世界充满了敌意，它不准备接受我们提出的任何倡议。在距达沃斯 AO 培训班只有 2 周时，气氛开始升温。

首届达沃斯 AO 培训班：1960 年 12 月

> 我认为第一届 AO 培训班是 AO 真正的开
> 始，因为以前从未有过这种形式的培训，这是
> 外科教学领域的一个突破。

MEM：我认为第一届 AO 培训班是 AO 真正的开始（图 23），因为以前从未有过这种形式的培训，这是外科教学领域的一个突破。我们的培训内容不但有讲座，学员们还可以在福尔马林制备的人体骨折模型上练习内固定技术（图 24）。我们团队的成员以极大的热情指导学员们练习器械操作，对我这个新领导也很满意。没有一个科主任像我一样投入如此多的精力来培训下级医师，他们可以免费旁听所有的课程。

我们设计的课程是使学员们通过一系列讲座，一步步地了解 AO 的基本原则。首先，我们先讨论微创手术的概念。一定要使学员们明白，只有活骨才能愈合，所以骨的暴露过程一定要微创，保持骨的活性。接下来要恢复骨的形态，这样才能恢复骨的功能，也就是说，需要使骨折解剖复位。骨的形态恢复后，要用内固定维持复位。为了确保骨折愈合，避免术后疼痛，内固定要绝对稳定。术后要使肢体早期活动，以尽快恢复关节功能。认真遵循这些基本步骤，就能避免术后并发症。

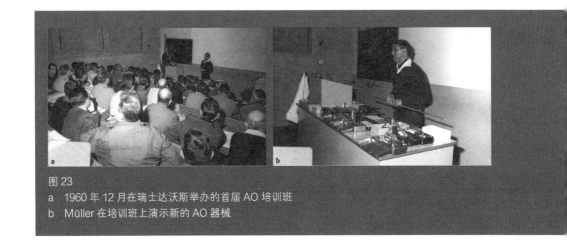

图 23
a　1960 年 12 月在瑞士达沃斯举办的首届 AO 培训班
b　Müller 在培训班上演示新的 AO 器械

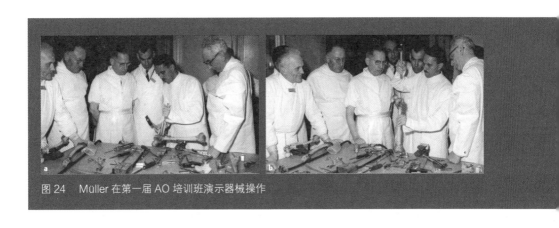

图 24　Müller 在第一届 AO 培训班演示器械操作

　　拉力螺钉是实现绝对稳定固定的关键步骤，最适用于螺旋骨折和长斜形骨折。如果骨折线较短，只能用一枚螺钉固定，还必须附加钢板固定。加压钢板最适用于上肢骨折。下肢的横形骨折最好用髓内钉固定。髓内钉固定比较牢固，术后能早期开始负重。

　　我把讲课的题目分配给各位讲师。我讲稳定固定的原则及如何避免术后并发症，如石膏病。Allgöwer 介绍拉力螺钉的固定方法，或单独使用，或结合钢板一起应用。Willenegger 讲课的内容主要为关节内骨折，以最常见的踝关节骨折为例，介绍如何使用螺钉和钢板固定踝关节骨折。Schneider 主要介绍如何用髓内钉治疗胫骨骨折。这些内容已在 5 月份召开的瑞士外科学会年会上介绍过，讲稿都是现成的，稍加修改即可应用。

JS：有多少人参加了第一届 AO 培训班？

MEM：我们原计划招收 25 个学员，但实际人数超过了 80 人。他们都参加了 4 个器械操作课程（图 25）。这种教学形式是我们的原创，以前从未有人尝试过。这种教学方法非常成功，它作为传统项目保存多年，只做过很小的改动。培训班的主题在后续的十几年里基本没有什么改变。第一届培训班只有 3 位来自国外的学员。他们是来自佛罗里达的 Irwin Leinbach[1]，来自纽约的 Howard Rosen 和他的朋友 Herbert Sandick。AO 培训班取得了巨大的成功（图 26）。我们认为我们创造了历史。与会者都满怀希望想购买我们的器械，但我告诉他们，这些器械只是用来做培训用的，概不外卖。

这时我意识到，我和 Mathys 的关系必须正式化，而以前我们的合作是在口头约定下进行的。第一次 AO 培训班与新的财务结构同时出现。1960 年 12 月，AO 与 Robert Mathys 签署了合同，并建立了辛迪思（Synthes）作为它的财政结构。这是医生和器械制造商之间第一个正式协议。

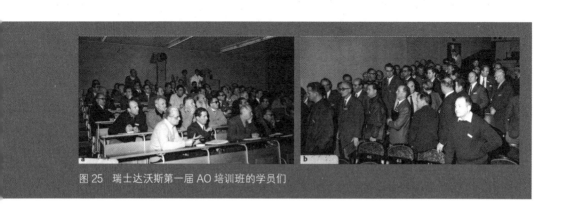

图 25　瑞士达沃斯第一届 AO 培训班的学员们

---

❶　Irwin Leinbach（1907—1994）在佛罗里达彼得堡从事骨科工作。

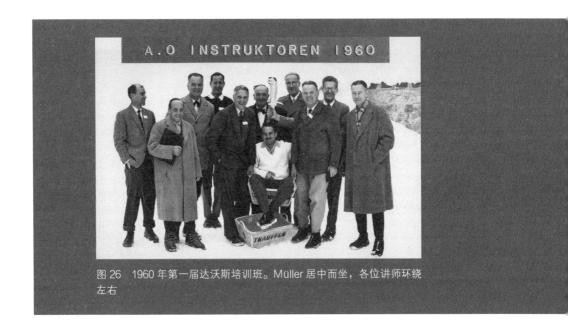

图 26　1960 年第一届达沃斯培训班。Müller 居中而坐，各位讲师环绕左右

AO 的财政结构和辛迪思公司的诞生：1960 年

> 我一开始就告诉他，向 AO 组织上交的利
> 润不会被用于个人消费，而是用来支撑 AO 组
> 织的发展，我们不会从 AO 组织得到经济利益。

JS：我们不能回避商业这个话题。像 AO 这样的组织需要资金支持，你们是怎样运作的？

MEM：在 AO 组织成立的早期，一切的开销都由我们自掏腰包。Martin Allgöwer、Robert Schneider、Walter Bandi、Hans Willenegger 和我，每个人各出 10 000 法郎，一共 2 次。通过这件事我意识到，要想长久发展下去，我们必须获得一个稳定的资金来源。为了使 AO 快速成长，我们需要有自己的资金来源，而不受政府或学术界的束缚。

我一直梦想设计新的手术器械和内固定钢板。1958 年 4 月，认识 Mathys 后，我加快了工作的步伐。Mathys 理解我提出的条件，即在有效性和安全性都得到临床验证之后，这些器械才能上市出售。我们商定，Mathys 是 AO 设计的所有产品的独家制造和分销商。你也许记得，每一套手术器械根据不同的用途，依次分装在 5 个不同颜色的盒子里。给培训班学员准备的器械一共20 套，这需要不少的资金投入。

刚开始，我们通过我妹妹 Violette 把少量的新器械卖给那些易接受新事物的医院。我们知道，一旦开始销售新器械，资金就会开始流动。我们也明白，有必要与器械销售商保持一定的距离，这样在我们向同行推荐这些器械时就不会发生误会。我们决定，器械销售获得的利润不能落入我们个人的腰包，而是直接打到 AO 组织的账户上，用以资助科研和其他学术活动。辛迪思将成为 AO 的财政部门，它拥有 AO 的所有专利和知识产权，并拥有我们的商标 Synthes。辛迪思授权 Mathys 作为我们手术器械的唯一制造和分销商。AO 组织的成员负责所有的医疗事务，如科研、教学和开发等。

Mathys 作为产品生产许可商，要严格照章纳税。刚开始我提议将销售总收入的 18% 上交 AO 组织。我们聘用的 Martin Allgöwer 的所得税顾问 Peter von Rechenberg 知道如何使用符合商业惯例的语言表达这些想法。他对与生产厂商起草合同之事驾轻就熟，将我们的指示和起草的合同融会贯通。在和生产商谈判时，他的表现十分出色。我一开始就告诉他，向 AO 组织上交的利润不会被用于个人消费，而是用来支撑 AO 组织的发展，我们不会从 AO 组织得到经济利益。刚开始，von Rechenberg 对此并不十分理解。

辛迪思将建一个董事会，4 个董事分别是 Robert Schneider、Martin Allgöwer、Hans Willenegger 和我，我们也是辛迪思公司的股东，Peter von Rechenberg 是董事会的主席，但他只是挂个名，没有投票权。

作为一个机构，这种安排都是合理的，它留下一个巨大的想象空间。辛迪思拥有知识产权。理论上讲，它必须拥有知识产权才能收取使用费。但实际上它什么也没有，我是这些器械的唯一设计者和发明者，拥有所有产品的专利。有些器械是在 AO 成立之前，在我和 Mathys 合作之前设计出来的。我决定把所有专利都贡献给辛迪思，这样就能保证 AO 有坚实的财务基础，使其不断发展壮大。

JS：你一定知道是你给辛迪思公司带来了财富，你为什么要这样做呢？这是不是有些冒失？

MEM：这件事我是经过深思熟虑的，我把专利奉献给 AO，就是为了让它得到必要的资金，以便将来有更好的发展。这种将知识产权贡献给 AO 组织的行为，被后来的 AO 成员广为效仿，成为他们的行为标准，使 AO 组织不断发展壮大。辛迪思公司的设计是这样的，我们董事会成员保留对资金及其分配的指导和完全掌控，绝不用于个人用途，只用于科研、教学和开发。

辛迪斯的股权一共分为 50 份，因为我把所有的专利都奉献了出来，董事会让我持有多数的股权，但我只持有 14 份股权，Martin Allgöwer、Hans Willenegger 和 Robert Schneider 各持有 12 份股权。我认为只要我持有 14 分股权，并且在任何时候至少有一个人支持我，那我就会得到多数票，并拥有决定权，这就够了。这一机制成功运行了 20 年，直到 1978 年，我的坚定支持者 Robert Schneider 退休。由于我能得到 Schneider 的支持，我对辛迪斯公司和 AO 的财政运转能做到完全控制。董事会知道我善于经商，把所有的商业活动决定权都交给我。Martin Allgöwer 和 Hans Willenegger 对研究和教学更感兴趣，我们密切合作。Martin Allgöwer 和我几乎每天都进行电话交谈，我们从未产生过分歧。其他人也承认我的商业天才，把相关事宜都交给我决定。在重大情况决策过程中，Peter von Rechenberg 起辅助作用，我做最后决定，同时让我的同事们都了解情况。

一旦将专利的拥有者和使用者分开，就能做到各司其职。医生负责器械的使用，生产商负责器械的生产和销售。这一分离是必须的，可以避免生产商和医生之间发生利益冲突。公平地说，至少在前 20 年里，虽然瑞士国内和国际上 AO 成员逐渐增多，生产商的销售额不断扩大，AO 仍然是医学和工业合作的典范。双方互相尊重、互不干涉的这种平等的伙伴关系，在 20 世纪 80 年代初成立 AO 基金会时受到了冲击，因为生产商在基金会董事会内得到了一席之地。

AO 技术委员会（AOTK）的成立：1961 年

> 为保证质量控制得以贯彻执行，我们成立了技术委员会。任何一种辛迪思公司生产的产品，不经过临床严格验证，都不能对外销售。

MEM：我对治疗结果很感兴趣，这就是为什么从刚开始行医时，我就非常注重病历资料的记录和分类，最重要的是，我对每一病人的治疗结果都进行认真分析和总结。分析治疗结果非常重要，如果其中某种治疗方法没有给病人带来益处，那它就没有存在下去的必要了。治疗的结果和质量控制密切相关。

为保证质量控制得以贯彻执行，我们成立了技术委员会。任何一种辛迪思公司生产的产品，不经过临床严格验证，都不能对外销售。技术委员会成立的目的是为了保证辛迪思所有产品的安全性和有效性。大伙儿推荐我做技术委员会的主席，这个职位我从 1967 年做起，一直到 1987 年我从委员会退休。刚开始我们举办的讨论都是非正式的，我们在社交场合碰面，花时间讨论学术问题。我们甚至一边逛街，一边讨论。所有人都越来越意识到我们亲密的友谊和兄弟般感情的重要性，它使我们能彼此敞开心扉，坦率地讨论我们治疗过的病例（图 27）。我们很快意识到技术委员会的重要性，它不仅是质量控制机构，而且允许我们自由讨论和发展学术思想。

在医生和商业竞争对手眼中，正是技术委员会保证了辛迪思产品的卓越和安全。我的朋友 Schneider 常说，每一个失败都是重要的，必须认真研究并完全搞清楚其中的缘由。如果由于技术和治疗原则的原因导致治疗失败，一定要进行认真分析，做出调整，避免重蹈覆辙。我们享有精神、目标和执行力的统一。

技术委员会主席这一身份使我一直掌控着 AO 手术器械的研发过程，这种状态在 AO 成立的前 20 年里一直没有受到质疑，直到带锁髓内钉的出现，它使我的学术权威受到了严重挑战。

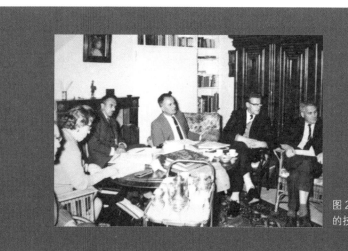

图 27　Müller 和同事们参加早期的技术委员会举办的会议

在圣加伦医院的成功

1961 年 1 月 9 日，我用自己设计的假体
成功地进行了一例髋关节置换手术，这是欧洲
大陆开展的第一例全髋置换术。

JS：在第一次 AO 培训班结束后，你又回到了圣加伦医院的岗位上。

MEM：返回圣加伦医院后，我的精力迅速投入到为医院开业做准备上。开业时间定在 1961 年 1 月。我用了很多的时间对年轻医生进行培训，讲解 AO 理论和技术。我没有忘了对 Oberholzer 医生的承诺，争取在短时间内把 200 张床位的大部分收住病人。

我努力完善医院的工作程序，合理安排手术和门诊的时间。我们一年能做 900 台手术。我雄心勃勃，身强力壮，和团队的成员关系相处十分融洽。他们为科室发展做出了很大贡献，他们对成为团队的成员感到很自豪。我们每天做 2 次查房，早晨 7 点逐个检查新收入院的病人，再复习昨天术后的 X 线片，下午 5 点举办讲座和业务培训。

我们每周收 30~40 名骨折病人。到 1961 年夏天，医院的病床就满员了，其中只有 10% 是创伤病人，80%~90% 是一般骨科病人。一时间，圣加伦所有的社会名流都想让我当他们的保健医生。

我们有一层楼专门收感染的病人，你一定知道为什么会是这样。许多普外科医生没有经过培训，甚至连基本的概念都不懂就开始治疗骨折。病人治疗失败，出现并发症后，不得不转入我们医院。面对如此多的感染病人，我们意识到必须对外科医生进行培训。

在圣加伦医院工作的第一年，我们的工作获得了广泛的赞誉。你可以想象，从我开始工作的第一天起，每天至少有 5 个进修医生跟我学习，其中很多人来自国外，在 1961 年的瑞士这是件不同寻常的事。甚至苏黎世医院也请我去帮他们做一些困难的手术。

在 1 月底，我找 Oberholzer 医生商量 1961 年 2 月中旬邀请行政官员来我科参观的事，而他却说：

"为什么要邀请他们来？就在上个月，住院病人爆满，我们在周末很难找到病床接收滑雪受伤的病人。这种事儿以前从未见过，只有 1/3 的病人来自我们所在的地区。这些成绩有目共睹，没有必要邀请他们来，他们对这些事了如指掌。"

圣加伦地区的居民开始抱怨住院难，他们必须排队等候住院手术。他们把从瑞士其他地区来的人称之为外乡人，在瑞士，人们把自己居住的行政区之外的人都称为外乡人。后来我们还开始接收从附近国家来的病人，如德国、奥地利、荷兰、法国和意大利。我在意大利名气很大，我曾在那里做过股骨颈截骨治疗股骨近端骨骺滑脱的手术，这种手术当时无人敢做，还做过转子间截骨矫正扁平髋导致的骨关节炎的手术。因为我在美国参观并做过演讲，一些来自美国的病人，其中包括 Herbert Sandick 的叔叔，也漂洋过海来我们医院看病。1961 年 1 月 9 日，我用自己设计的假体成功地进行了一例髋关节置换手术，这是欧洲大陆开展的第一例全髋置换术。很快，许多病人都来找我治疗髋关节疾病。

在圣加伦建立医学院的想法

> 我们产生了一个在圣加伦建立一所医学
> 院的想法。如果这个设想得以实现，那就太
> 棒了。

圣加伦医院的工作成功而繁忙，我的名声由当地传遍全国，甚至蜚声海外，但我还在不断进行思考和改进。我有一个习惯，在半夜醒来，把梦中的想法写在纸上，第二天我再看看哪些想法最有希望获得诺贝尔奖。组织和计划是我的强项。

[这些看似天真的玩笑，真实地反映了 Müller 的一个特征，他从没有停止过思考，哪怕只是一分钟。]

当时 Martin Allgöwer 和我都在为寻找将来的职位做着准备。在那个年代的瑞士只有为数不多的所谓"著名的年轻外科医生"，因为瑞士是一个小国，人们都互相了解。Martin Allgöwer 是我的密友，1956 年在丘尔医院任外科主任。在巴塞尔，他曾经在 Nissen 教授手下做总住院医生。1951—1952 年，他在美国得克萨斯州学习了 1 年之后，又返回巴塞尔继续任总住院医生。他和

Nissen 教授相处得不太融洽，为了证明他的工作能力，他到丘尔医院担任外科主任。过一段时间，他会成为 Nissen 教授的接班人。但他必须等到 1967 年，Nissen 教授退休后才能接班。

当我在圣加伦医院任外科主任后，我打算在那工作到 1968 年。到那时，Francillon 教授就退休了。我和 Allgöwer 讨论过我的未来，我们讨论了所有的可能性。因为我们俩都没有在大学里任职，我们产生了一个在圣加伦建立一所医学院的想法。如果这个设想得以实现，那就太棒了。圣加伦是大学城，但它没有医学院。我们所说的医学院只负责学生们临床部分的教学工作，不开设基础课，如解剖、生理和化学等。

Allgöwer 对这个想法非常欢迎，我们还计划一旦医学院建成，我们可以将 AO 组织的办公地点由达沃斯搬到圣加伦，这样更有利于开展工作。Allgöwer 从小就在圣加伦长大，这种回家乡工作的想法，对他很有吸引力。Allgöwer 准备申请圣加伦医院外科主任的职位，因为 Oberholzer 教授将于 1962 年退休，一些公司也表示支持我们建立医学院的计划。

在最后一轮竞选中，只剩下了 Martin Allgöwer 和 Markus Angwerb 两位候选人。招聘委员最初选择了 Martin Allgöwer，但这一任命引得谣言四起。市民们开始抗议，因为无论是圣加伦市还是圣加伦地区，都是罗马天主教徒人数占优势，而最近圣加伦医院招聘的员工中包括我在内，基督教徒占了很大一部分。一般老百姓对招聘人员的学术资格并不在意，他们只注重宗教背景。因为退休的 Oberholzer 是天主教徒，老百姓强烈要求，他的继任者也应是一名天主教徒，而苏黎世大学也倾向于另一位候选人。人们认为，Martin Allgöwer 只是将这个职位当作跳板，它最终的目标是巴塞尔医院的职位。最终这个职位还是给了作为天主教徒的 Markus Angwerb。Martin Allgöwer 一直留在丘尔市，直至 1967 年转至巴塞尔工作。

在 Martin Allgöwer 竞选失败后，很明显，在圣加伦医院建医学院的计划也彻底流产了，这对医院的医生产生了严重不利的影响。圣加伦医院的其他专业也有许多优秀的总住院医生，其中我妹妹 Violette 的朋友 Alfred Bangerter 医生就是一名出色的眼科专家，在瑞士很出名。由于建立医学院的计划失败，医院许多有才华的总住院医生不得不转往他处寻求学术发展。我也开始谋划自己的未来。我可以继续在圣加伦医院工作，在那里我的工作真正改变了世界，并因此声名显赫。然而，不建立医学院，圣加伦医院永远也不会成为学术中心。当教授并不是我的唯一目的，我想从事学术工作，这对刚成立的 AO 组织来说是非常重要的。看样子我得另寻他路了。

普外科的职位也行将调整。在苏黎世大学普外科教授即将退休时，有资格参与竞争的医生有两位，即在丘尔工作且伺机而动的 Martin Allgöwer 和在苏黎世大学当过总住院医生的 Hans-Ulrich Buff，后者于 1952 年在索洛图恩医院任外科主任，一直等待苏黎世大学医院这个职位。当普外科教授退休后，苏黎世大学决定将普外科分成胸心外科和脏器外科。胸心外科的教授由一名来自斯德哥尔摩的心脏外科教授担任，另一名外科医生担任脏器外科主任，主要做腹部外科的工作。Martin Allgöwer 和 Hans-Ulrich Buff 申请的都是腹部外科主任职位，Buff 最终胜出，他成了苏黎世大学医院脏器外科教授。

选　择

————————————————————

> 我从不垂头丧气，因为它于事无补。我所
> 做的是考虑各种选择，做最有利的事，继续
> 前进。

JS：当 Martin Allgöwer 竞争外科主任失败后，你知道在圣加伦医院建立医学院的计划无法实现了，那时你有什么反应呢？

MEM：我从不垂头丧气，因为它于事无补。我所做的是考虑各种选择，做最有利的事，继续前进。

［此番话表明了 Müller 的处事态度有时似乎令人费解，有时他似乎没有反抗就放弃了。然而，事实是他选择了战斗。在他多年来面临的许多斗争中，当他认为能赢的时候，他就会克服一切困难，当他认为胜算不大时，他就会转身离开。Müller 的观点是，如果取胜的机会不大，那就干脆放弃，让对手去赢。虽然他在圣加伦医院取得了很大的成功，但当他意识到建立医学院的计划无法实现后，他就不在这里纠缠、挣扎了。］

JS：还有其他的职位可供选择吗？

MEM：当时仅有 2 个职位空缺，一个在巴塞尔，另一个在伯尔尼。就大学附属医院而言，除了苏黎世，只有洛桑和日内瓦了。由于洛桑地区的人们对骨折治疗的态度比较特殊，所以它不在考虑范围之内。那里的普外科医生不会放弃对创伤病人治疗的垄断权，至少需要 5 年的时间，才能使他们转变态度。考虑日内瓦只能是浪费功夫，他们的传统是把职位留给当地人。想去日内瓦接班的那个人是 Taillard，在巴尔格瑞斯特工作时，他在我手下当过医生助理。1957 年，我离开巴尔格瑞斯特时，他到巴塞尔当医生助理去了，在那儿等待日内瓦的空缺。他认为这个职位非他莫属。Taillard 是一个超级政治家，善于对未来精心筹划。在上高中时，他的外号是"教授"。

这样看来，我只能去巴塞尔碰碰运气了。当地有 2 家外科医院，其中一家是菲利斯普拉特（Felix Platter）医院，Hauser 医生在该医院任首席外科医生。Debrunner❶是骨科医生，由于即将退休，我申请接替他的职位。当时菲利斯普拉特医院正在建设当中，尚未完工。医院落成后，他们计划将普外科和骨科分开。虽然 Debrunner 住在苏黎世，但他工作在巴塞尔，所以他的继任者必须住在巴塞尔。

我拜见了 Nissen 教授，他在巴塞尔很有权威，有举足轻重的地位。他不喜欢 1957—1960 年我在 Hauser 手下工作的这段经历，因为我提出了一些有争议的新想法。他对我在巴尔格瑞斯特接受培训的这段经历也不太满意，因为在普外科医生的眼里，巴尔格瑞斯特是专治残疾儿童的，不是接受外科培训的理想去处。在和我见面时，Nissen 心目中已经有一个目标了，他是一位来自荷兰的外科医生，写过很多文章，但我知道他不会做手术。事实证明，引入他是一个"灾难"。

[这是 Müller 重视技术能力的另一个例子，他对那些没有天赋的外科医生不感兴趣。他总认为他的手术天才是他成功的关键，也是每一位外科医生

---

❶ Hans Debrunner（1889—1974）于 1948—1959 年在巴塞尔大学教骨科课程。

的重要才能。]

MEM：在交谈中，我告诉 Nissen，我现在是一家具有 200 张床位的医院的大外科主任。巴塞尔是个小地方，我想继续在圣加伦医院工作，直到这所新医院建成再过来工作。Nissen 并不接受这一条件，他认为我提出这个条件是愚蠢和固执的。会谈之后，我对拒绝去巴塞尔并不后悔，巴塞尔地区受德国影响较深，我可能真的接受不了。

1963 年初，我注意到了伯尔尼的一则招聘广告。由于那里特殊的分科方式，使我对是否递交申请产生了犹豫。在那里，创伤科和骨科是分开的，这意味着所有的创伤手术都必须由 Lenggenhager 医生手下的普外科医生完成。1940 年我在伯尔尼上学时就认识 Lenggenhager，他就是在那一年成为教授的。他很受学生的欢迎，和蔼可亲，知道如何取悦年轻人。到 1963 年，他在教授这个位置上已经干了 23 年了。那家医院的骨科医生是 Dubois，做事因循守旧，他于一战时在巴尔格瑞斯特接受过培训，20 世纪 20 年代初在巴塞尔工作。1963 年，由于年龄原因准备退休，那则广告就是招聘的这个职位。

直到这则广告发布的时候，当地的创伤病人在两所医院内轮流分配，即 Lenggenhager 所在的大学医院连续 2 周接收创伤病人，第三周创伤病人则由 Dubois 所在的另一家医院接收。

Lenggenhager 所在的是第一临床医院，Dubois 是第二医院。虽然他俩都是全职教授，又都是大学委员会的委员，但 Lenggenhager 的权力要更大一些。你知道在那个时期的瑞士，骨科医生的地位并不太高。多数普外科医生认为，骨科医生只负责照顾残疾儿童，就像在巴尔格瑞斯特的工作那样。

Dubois 将要搬到一所新医院，即在伯尔尼正在建设中的因塞尔医院。在搬迁到新医院之前，他们科室暂时在另一所建筑里。科室的结构也被重新规划调整，分成了泌尿外科和骨科两个科室。泌尿外科的新主任已经到位，Dubois 的继任者最终会成为教授和骨科主任。人们普遍认为，Dubois 手下的总住院医生 Max Geiser 会接替他的工作。我知道，Geiser 已经为即将建成的新骨科设计了发展规划。他认为这个职位非他莫属，但为了程序合法，必须发布广告，走个形式。我认为得到这个职位的机会比较渺茫，所以我没有递交申请。

伯尔尼医学院的院长 Franz Escher 医生是我的朋友，也是当地的名人，我们曾在医学联谊会共过事，一起滑雪度假。在申请日期截止的前几天，他突然打电话给我，让我去申请那个职位。我跟他说，我没有兴趣，婉言谢绝了。后来他又给我打电话，问我他是否可以和政府的一名代表，以及因塞尔医院的院长一起就申请伯尔尼职位的事来看我。在我再次拒绝后，院长说他们会当面邀请我，他似乎下定了决心。在申请截止日期前两天，他们 3 人果然来了，为了和我套近乎，他们称我为伯尔尼人，因为我在伯尔尼学习过。事实上，Geiser 才是真正的伯尔尼人，我在伯尔尼学习的时间很短。我父亲来自苏黎世，我母亲来自纳沙泰尔，由于我在比尔市出生，也确实算伯尔尼人。Geiser 是个地道的伯尔尼人，他是伯尔尼市民，所有学业都是在伯尔尼完成的。

为了表示诚意，他们让我提出接受任职的条件。我提的第一个条件是在新医院建成之后，我再前往就职，在此之前，我仍留在圣加伦医院工作。在因塞尔医院建设过程中，我可以在因塞尔医院的临时医院先开展一部分工作，也就是在 Dubois 和他的总住院医生 Geiser 工作的那所医院。我和从圣加伦来的另一位总住院医生负责骨科的日常工作。我每周来伯尔尼 2 天，工作内容是给学生们讲课、出门诊和做手术。每周三上午出门诊，中午给学生们上 2 小时课，周五做手术。这样，周六我就可以回圣加伦医院参加每周一次的大查房，另外还要参加伯尔尼学院每月召开两次的董事会。院长接受这些条件。另外我还提出了两条其他要求，即当运动医学系的正教授 ❶，并从 1963 年起任骨科主任。

JS：到伯尔尼工作对你有什么吸引力呢？

MEM：我本可以指望在 1968 年，Francillon 退休后接替他在巴尔格瑞斯特的工作。但即便如此，我也只是接管了一个老旧的医院，而伯尔尼的因塞

---

❶ 正教授是德国大学里最高学术头衔，担任某一专业的主席，负责这个专业的教学，并在大学的管理中发挥作用。

尔医院是一所全新的医院，方方面面都使人感到满意。我虽然在圣加伦医院当骨科主任，但总觉得自己是个外人。虽然我的家人和我一起住在圣加伦，但仍然觉得人地生疏。我是维尔谢尔人（Welscher），在苏黎世的圣加伦，我们被夹在德裔瑞士人和法裔瑞士人之间。而在伯尔尼，我有儿时的伙伴，距我在伯尔尼的家只有20分钟的路程。在圣加伦，我有一些像Buff一样的"敌人"，说不定哪天我会职位不保。我妻子也是伯尔尼人，在那里，她会觉得更自在。伯尔尼确实有吸引力。招聘委员最终不得不同意我在圣加伦医院再干4年，直到1967年新的因塞尔医院竣工为止。

直至申请截止日期的前两天，我才决定接受伯尔尼学院的邀请。然而，突然出现了一个问题。伯尔尼医学院有些人坚持要让Geiser获得这一职位，因为Geiser在治疗骨折方面在当地有一定的声望，有不少人对他的工作是认可和支持的。因塞尔医院的院长意识到这是一个政治问题，他让我在全院员工面前做一次演讲，以赢得他们的信任。

我准备做一个关于骨折治疗的演讲，并配有插图，这是我们为1963年出版的那本书准备的。我在演讲的内容中加入了Robi Schenk[1]所做的动物实验的最新结果和Heinz Wagner[2]所做的加压成骨的相关研究。尽管如此，这个演讲，仍是一个巨大的挑战。我将向那些听众介绍加压成骨的相关知识，而他们却相信，加压能使骨折端发生坏死和吸收。我相信，我会用这些听众们从未见过或听过的东西，让他们大吃一惊。

到了那天，Geiser首先做了一场关于骨折治疗的漂亮演讲，但他的观念比较老旧，工作方法偏于保守，没有什么新奇之处。轮到我演讲时，我立即吸引了听众的注意力，他们都憧憬着我描述的充满希望的未来。这次演讲的

---

[1] Robert K Schenk（1923—2011）1956年成为巴塞尔大学医学系教授。1971年成为伯尔尼大学解剖系教授，并任解剖系副主任。

[2] Heinz Wagner（1929—1972）于1966年在纽伦堡（Nürnberg）附近的阿尔道夫（Altdorf）骨科医院任首席外科医生。1969年成为尼兰格大学骨科教授。

结果是医院接受了我的全部条件，他们甚至想废除 Geiser 对新病房的设计方案，而采用我的方案。Geiser 设计的手术室是在一个大屋子里放 2 张手术床，而我认为，这简直是发疯。我的设计方案是在一座楼内，将急诊室和研究室放在一起，而将病人放在另一座楼内。新的骨科手术室有空气层流净化的功能，用于关节置换。其中一个大手术间用于大手术，两个小手术室用于简单手术。手术室通过公共走廊和楼梯与住病人的大楼相连。我还设计了单独的感染病房，并有对应的手术室。我还建议 Lenggenhager 教授和我共同管理创伤科病人，直到他退休为止，即他治疗其他创伤病人，我治疗骨折病人。在他退休后，所有多发伤病人都归骨科处理。1963—1967 年 4 月，我部分时间在伯尔尼的因塞尔医院工作，在医院建成之后，改为全职工作。

Geiser 非常沮丧。Dubois 和 Geiser 对 AO 和我都坚决反对，他们在 1960 年瑞士外科学会的年会上，公开表态反对我们。Geiser 主张对闭合骨折采用保守方法治疗。另外，他对我很嫉妒。除了治疗观念的不同，Dubois 与 Geiser 都是像 Francillon 一样的骨科医生。有些骨科医生反对 AO 理念，是因为他们不愿意治疗骨折病人，也不想值急诊班。

1965 年建立普罗克（Protek）基金，1967 年建立普罗克公司（Protek AG）

> 1960 年，当我代表辛迪思和 Mathys 签合同时，我坚持附加了一个特殊条款，即我们之间的协议不包括涉及髋关节手术的任何事宜，如假体的生产、批发和销售。

MEM：我在 1963—1967 年间非常忙，既要应付圣加伦医院的日常工作，又开始编写新版的《AO 手册》。虽然我们几个人商议共同承担写作任务，但在实际工作中，大部分工作都是由我完成的。我和 1965 年亲手建立的普罗克公司（Protek AG）的合作非常密切，成立该公司是为了生产和销售我设计的全髋关节假体和其他相关手术器械。我以前用的髋关节假体是 Mathys 用不锈钢材料制造的。1964 年，我将原材料改成钴铬合金，并和苏尔泽（Sulzer）公司签订了独家协议，由其生产我原创的髋关节假体。

1960 年，当我代表辛迪思和 Mathys 签合同时，我坚持附加了一个特殊条款，即我们之间的协议不包括涉及髋关节手术的任何事宜，如假体的生产、批发和销售。在 1963 年我代表辛迪思和 Mathys 及 Straumann❶ 签署新合同时，也加进了这一条款。我设计的髋关节假体应该和其他手术器械区分开来，成为一个独立的整体。随着我在关节置换领域的声望越来越大，我设计的髋关节假体销售量快速提高。起初，我妹妹 Violette 负责所有的销售工作，但很快就发现，我们需要一个更合理的安排。我强烈感到髋关节假体的销售收入应该和我做手术的收入分开。我借鉴了 AO 组织的运行方法，于 1965 年成立了普罗克基金会，其办公室位于伯尔尼市的弗里堡。基金会的办公室以及负责我们产品销售和分销的普罗克公司的办公室都在老的林登霍夫（Lindenhof）医院，这是一家私人医院，随着新大楼的兴建，这家医院正在被慢慢腾空。我和温特图尔地区的大型工程与制造公司苏尔泽签订了一份合同，把它当作我设计的关节假体的独家制造商。苏尔泽将它的产品交付给普罗克公司，后者将根据其销售额向普罗克基金会支付特许权使用费。这些基金作为继续研究和设计手术器械的经费来源。普罗克基金会的所有活动都与 AO 或辛迪思无任何关系。唯一的联系是我任命 Peter von Rechenberg 取代我妹妹作为普罗克基金会的主席。Madl 先生成为我信赖的业务经理和普罗克公司的会计。

---

❶ 1970—1990 年，瑞士瓦尔登堡（Waldenburg）斯特劳曼（Straumann）研究所成为骨折内固定产品生产商中的领头羊。

设计髋关节假体

到 1961 年 2 月，Charnley 作为在达沃斯举办的第二届 AO 训练班的客人来到瑞士时，我们已完成了 39 例全髋置换。

JS：你是人工髋关节假体设计的先驱者之一。1961 年 2 月 9 日，你在欧洲大陆首次开展了全髋置换术，你是怎样开展这方面的工作的？

MEM：多年来，我对全髋关节的设计想了很多。我一直记得 1944 年在伯尔尼工作时看见的那个髋关节成形病人。1950 年在荷兰，我和 Van Nes 专门对关节成形的病人进行过随访。Van Nes 在波士顿学习过对髋关节炎的病人进行全髋置换，他喜欢使用 Smith-Petersen 臼杯。对那些继发于创伤导致的股骨头无菌坏死，最终导致股骨头吸收的病人，Van Nes 倾向于采用 Judet 关节成形治疗。我在巴尔格瑞斯特当总住院医生时，做过一些髋关节成形的手术，该术式尤其适用于股骨颈骨折后发生股骨头坏死的病人。我也治疗过髋关节骨性关节炎病人，也知道可以用 Smith-Petersen 臼杯进行全髋置换，但我从没有尝试过。英格兰也有些医生在研究全髋关节置换术，其中一个是 Peter Ring[1]，他采用的是金属对金属的假体。另一种假体是 McKee[2] 和 Farrar[3] 介绍的，它是一个由 Smith-Petersen 的臼杯和一个 Moore 式股骨柄组成的组合，也是一款金属对金属的假体。

1951 年在弗里堡我做了一些髋关节成形的手术，但做得更多的是骨折固定手术。在巴尔格瑞斯特做总住院医生的 5 年间，我集中了很大一部分精力研究髋部手术，因为我的博士论文与此相关。我比较拿手的手术是转子间 Pawels 内翻截骨。对创伤后股骨头无菌坏死的病人，我采用 Judet 关节成形术治疗。在我当巡回医生的那 3 年中，我做了许多转子间截骨手术，有时对股骨近端骨骺滑脱的病人采用股骨颈截骨术，另外还做了不少 Judet 关节成形手术。

髋关节置换术是我非常关心的话题，那时我们正处于全髋关节置换术的发展和临床应用的关键时期。围绕髋关节置换术，有许多问题尚未解决。我自己的想法是，如果植入假体的头臼不匹配，则手术注定要失败。1960 年，我从一个老朋友 Wilhelm Zinn 医生那儿听到了一个消息。他是风湿病专家，他在苏黎世的工作是我建议他申请的，所以他很感激我。他于 1959 年底去英国旅游时听过 John Charnley 的讲座。他说 Charnley 用聚四氟乙烯材料做髋臼，假体的股骨柄和头是一体的，头的直径是 22 mm，用不锈钢制造。他还提到 Charnley 用牙科使用的丙烯酸树脂黏合人工臼和假体柄。

我最初的设计是用不锈钢做股骨柄，股骨头直径约 24 mm。Mathys 负责生产假体。臼杯的制造材料是涤纶，它是一种复合材料，与聚四氟乙烯相似。我于 1961 年 2 月植入的第一例人工髋关节就是这种设计。这些最初的病例给

---

[1] Peter Ring(1922 年出生)在 20 世纪 50 年代任伦敦皇家医学院教授，后到萨里（ Surrey ）郡的雷德希尔（ Redhill ）建立了一家骨科诊所和一个骨科和创伤医院。

[2] George Kenneth McKee (1906—1991) 于 1913 年在诺福克和诺维奇医院任顾问医生。

[3] John Watson-Farrar (1926—1999) 于 1965—1986 年任诺福克和诺维奇医院顾问医生。

我的印象是，我们在髋关节置换方面已经取得了不小的进步，尽管我对所使用的材料有所担心，即用不锈钢制作股骨柄，用塑料材料制作臼杯。当我在巴尔格瑞斯特工作时，我就知道在人工关节置换时，要用一种黏合剂将股骨柄固定在股骨近端的髓腔内。不幸的是，受美国人早期经验的影响，我也选用了一种称为 Ostamer 的"神奇"骨胶，它当时在美国很受欢迎。我当时根本不知道 Charnley 用牙科使用的丙烯酸树脂作黏合剂。当我做的第一例髋关节置换开始松动时，我意识到我犯了一个错误。用 Ostamer 作黏合剂的所有病例都在术后 6 个月内发生松动，不得不进行翻修。1959 年我从 Zinn 医生那里听到 Charnley 使用的新型骨黏合剂后，我立即停止使用 Ostamer，转用牙科丙烯酸树脂作黏合剂。1961—1963 年做的病例都很好。第一例股骨柄断裂发生在 1962 年。这使我第一次对髋关节假体的设计进行了改良，即将股骨柄假体增厚。

到 1961 年 12 月，Charnley 作为在达沃斯举办的第二届 AO 训练班的客人来到瑞士时，我们已完成了 39 例全髋置换。我只有一种髋关节假体，一直使用到 1963 年。我把我们所做的假体材料组织相容性研究给 Charnley 做了介绍，他对此很感兴趣。

在瑞士，其他一些医生也对人工关节的设计感兴趣。1962 年，Arnold Huggler[1] 结束了在巴尔格瑞斯特的培训之后，去 John Charnley 那儿继续深造。学成归来后，他设计了另一款髋关节假体，并在丘尔医院成功试用，当时的骨科主任是 Urs Heim[2]。Hardi Weber 是我在圣加伦医院工作时的总住院医生，他也对此感兴趣。他很聪明，但脾气暴躁，这导致他于 1958 年突然离开巴尔格瑞斯特。离开瑞士后，他在英格兰找到了工作，在 John Charnely 手下做

[1] Arnold H Huggler 是丘尔市克雷兹比妥（Kreuzspital）医院的首席外科医生。

[2] Urs Heim（1924—2013）1961—1981 年任克雷兹比妥医院首席医生。1981 年后在一所私人医院任手外科医生。1988—1993 年，任 AO 国际部主席。

总住院医生。过了一段时间，他又打算回到瑞士，以便能使用他自己设计的全髋关节。我们在圣加伦一起工作时，他给我展示了他的设计。我告诉他，他的设计理念是错误的。他设计的臼杯和股骨柄都是金属的。股骨柄近端有一个可转动的辅轴，其上方安装了一个大的聚乙烯球，与臼杯形成关节。因此，他设计的关节假体有两个轴，一个是可以转动的辅轴，另一个是头臼之间的关节。在圣加伦医院工作期间，我从没让他使用他设计的这种关节。但在 1967 年我离开之后，他接任了科主任一职，并开始使用他设计的假体。虽然我不是亲眼所见，但听说由于手术失败，很多病人术后不得不进行翻修。在那个年代，对使用哪种关节没有统一规定，我们对关节置换的原则知之甚少。领导人的意见被称为科学真理，并被遵照执行，我们对假体的制造材料和黏合剂的类型仍在探索当中。

在 Charnley 访问达沃斯后的 4 个月，也就是 1962 年，我到英格兰拜访了他。他仍然津津乐道用聚四氟乙烯做臼杯的那些病例。在 1962 年底，他遇见了首个失败的病例，但他仍然应用这款假体。不断有病人因为术后疼痛而回来复查。我也遇到了类似的问题，只是晚了一段时间。当应用聚四氟乙烯的病例出现大量失败后，Charnley 认为全髋置换的试验该结束了。正在这个时候，他的一个同事，通过一个偶然的机会，得知德国人发明了一种名为聚乙烯的新材料。它的耐磨能力是聚四氟乙烯的 4 倍，能更好地抵抗金属头对臼杯的磨损。我也观察到了同样的现象，但我没用聚乙烯，而是用聚酯纤维作臼杯材料。1963 年我还试用了金属对金属的全髋假体。我使用的这款假体其股骨头和臼杯之间有一个聚乙烯衬垫，以减少术后早期关节的磨损。但该衬垫磨损很快，最终还是金属对金属互成关节。该髋关节的臼杯和股骨柄用骨水泥固定，我只用了很短一段时间。

1963 年，Charnley 和我都参加了在维也纳举行的 SICOT 会议。我有一个漂亮的展台，展示了 Willengger 和 Schenk 所做的在绝对稳定条件下实现骨折愈合的早期工作，也就是我们所说的原始骨愈合。我还展示了 Heinz Wegner 所做的一些初步实验，它证明肥大性骨不连在加压状态下可实现骨愈合。在一次社交晚会上，Charnley 和我携夫人前往维也纳郊区一个叫赫里根

（Heurigen）的地方参加白葡萄酒节。我们俩都喝得醉醺醺的，晚会结束时我们成了好朋友。我们意识到，我们面临同样的问题，并决定共同实验聚乙烯这种新材料。我将股骨柄的设计也做了修改。我想如果将股骨柄改成三棱锥形，也许用骨水泥固定更为牢固。我称这款股骨假体为塞茨霍尔茨（Setzholz）假体。

我们在达沃斯的动物实验室研发了一项细胞培养技术，使我们能对使用材料的生物耐磨性进行研究。我们观察了 Ostamer、甲基丙烯酸甲酯[1]和聚四氟乙烯这些材料的生物学特性。1961 年当我们向 Charnley 介绍这些观察结果时，他非常感兴趣。Charnley 所做的实验主要集中在关节假体的生物力学方面，主要观察假体之间的摩擦和磨损。他有自己的工作室，在那里他检验了他的许多想法。

在美国，骨水泥是禁止使用的。使用 Ostamer 的教训历历在目。甲基丙烯酸甲酯或牙科丙烯酸树脂只能在少数医院用于关节置换，而且要经过 FDA 的批准。在美国早期开展的全髋置换都是在大学医院内进行的。

我下一步需要解决的是关节置换后的脱位问题。Charnley 通过大转子截骨使脱位率明显降低。我刚开始未做大转子截骨，结果 7 例发生了脱位。为了解决这个问题，我们把股骨头的直径从 24 mm 增加到了 32 mm。为了减轻假体的重量，我们还在股骨头下方钻了些孔，并认为一旦需要实施翻修，股骨头下方的这些孔有助于拔出股骨柄。很明显，我们这些改良都是在黑暗中摸索，没有找到真正的方向。当使用这些新式假体进行翻修时，我们注意到，头部的钻孔被微小的聚乙烯颗粒构成的塞子填满。虽然我们已经开始注意到聚乙烯磨损的问题，但我们仍然认为，松动假体出现的再吸收是由于水泥断裂，即水泥颗粒造成的，并且错误地称之为"水泥病"。

塞茨霍尔茨假体被证明是一个优秀的设计，很多假体的使用寿命超过 20 年，但其股骨柄又直又长，使术中显露和插入都很困难。为了解决这一难题，

---

[1] 甲基丙烯酸甲酯和牙科丙烯酸树脂类似，都是一种复合材料。

我们把股骨柄缩短，并弯成香蕉的形状。这种香蕉柄假体可通过小切口插入股骨近端髓腔中，操作很方便，但这又引出了一个新的问题。由于弯曲股骨柄的边缘锐利，易导致水泥层的断裂，从而导致假体早期松动。

我们一点一点地进步，解决了一个又一个难题。Charnley 假体股骨头的直径为 22 mm，他将大转子截骨并使之下移，通过外展肌紧张来防止术后髋关节脱位。直到 Charnley 去世时他仍然认为，如果能解决大转子固定的问题，他就能解决髋关节置换的所有问题。Charnley 的想法对早期股骨柄的设计有很大的贡献，美国医生也开始试用这种假体。

〔在瑞士开展髋关节置换的早期年代，不经过实验就能设计出假体，现在回想起来令人五味杂陈。没有标准，也没有质量控制，病人成了豚鼠。Charnley 和 Müller 这样的大腕，他们的言行对整个关节置换的市场有着举足轻重的影响力。

而在北美，以 William Harris[1] 和其他顶尖外科医生为代表的一群人，走着一条截然不同的路。政府对假体应用控制得很严，新产品的设计和应用有着严格的程序。但北美进行的早期研究，大多是回顾性的，且随访时间也较短，为 3~5 年。有些研究随访时间较长，但还远远不够，不足以作为安全有效的指导。循证医学仍处于起步阶段。

术后感染是另一个需要解决的问题。层流手术室和预防性使用抗生素有助于降低感染率。但在北美的许多医院，没有层流手术室，只是用抗生素预防感染，其感染率和欧洲相当。Müller 坚决反对关节置换时使用抗生素，他认为这既无必要，也容易产生耐药菌株。

Charnley 和 Müller 以他们的天才和智慧，结合他们的潜心研究，成为髋关节置换的先驱者。起初，来自各地的医生跟随 Charnley 学习，其中一些人

---

❶ William Harris（1927 年出生）是麻省总医院成人重建外科主任和 Harris 骨科实验室主任。1974 年任哈佛医学院骨科教授。1997 年被授予 Alan Gerry Chair 奖。

只学习了很短的一段时间就回到各自的医院，不经过生物力学和动物实验就自己设计和应用关节假体，这也是把病人当成实验豚鼠。他们中的大部分设计都以失败而告终。由于使用 Ostamer 骨胶带来的灾难性后果，北美地区对关节置换的控制很严，全髋置换只能在严密的监管下由大学中心医院实施。现在大多数国家，对医学研究实施监管是强制性的。]

1967 年 4 月 15 日，到伯尔尼工作

> 我没有意识到这是一个学术机构的文化，我难以接受，这意味着资源和人力的浪费。接下来我意识到，我需要在这个地方待上几年，直到我做出下一步的打算。

MEM：我于 1967 年 4 月 15 日离开圣加伦医院到伯尔尼走马上任，从开始工作的第一天就麻烦不断。在圣加伦医院我有 200 张病床。这所新建的因塞尔医院刚开张时，承诺给我 80 张成人病床和 20 张儿童病床，而实际上我所得的只有 70 张成人病床和几张儿童病床。

在伯尔尼，我有 5 个手术室可以使用，1 个是用于关节置换的层流手术室，2 个是普通手术室，另外 2 个是专门用于做小手术的面积较小的手术室。最初，病房楼的建造落后于计划，内部设施也没有准备好。然后，一个更大的问题立刻显现出来，即手术室的管理效率问题。

在圣加伦医院，每一台手术都是按照该手术的平均时间来预定的。在手术室进行清洁整理时，病人在诱导室进行麻醉，麻醉师听从术者的指挥。但在伯尔尼，我遇到了一个无法解决的问题，手术室由麻醉科管理，他们不理解生产效率这个概念。麻醉师决定把病人放在哪里，以及使用哪种麻醉。其

结果是病人周转很慢，我什么也做不了。

在因塞尔医院建立之前，我第一次来伯尔尼时，Lenggenhager 教授将复杂的创伤病人，或者送给在比尔的 Allgöwer，或者送给在利斯塔尔的 Willenegger。他这样做是出于报复，因为他不能原谅我得到了他希望 Geiser 得到的职位。在 1967 年我正式开始在伯尔尼工作时，Lenggenhager 妥协了，他成了创伤科主任，我成为骨外科主任。这看起来很麻烦，但却使他保全了面子。他一直工作到 1971 年，并在 1976 年退休后不久就去世了。

作为骨科主任，1972 年我被任命为 "Lenggenhager 继任者招聘委员会" 主席。我没有既得利益，可以不偏不倚。其中一位候选人是 Berchtold 医生，他是索洛图恩的外科主任。我个人认为他是第一人选，但招聘委员会把他定为第二人选。最终，招聘委员会认定的第一人选获得了创伤科主任这个职位。由于他的妻子是日内瓦的贵族，绝不会随他搬到伯尔尼。所以 Berchtold 幸运地得到了这个职位。由于 Rudolf Berchtold 是 AO 会员，从他上任那天起，普外科和骨科就配合得很顺利。

通常情况下，大学教授和系主任只在大学医院内做手术。但作为我担任这一职务的条件，我坚持要求允许我在私人医院做手术。我的解决方案是在老的林登霍夫医院进行手术，它是一家私人医院。起初，我想要多少病床就有多少病床。作为一所私人医院，他主要靠外院的医生给他介绍病人。我出资在这所医院内建立了层流手术室，进行关节置换手术。作为回报，我在林登霍夫医院的手术时间可以随时安排。由于私人医院对外科医生没有年龄限制，我承诺尽量在这里多干几年。

在圣加伦医院，我有 2 名总住院医生。在新建成的因塞尔医院，刚开始我有 3 名医生，即 Christoph Meuli、Debrunner[1] 和从圣加伦随我过来的 Boitzy 医生。Reinhold Ganz 1969 年跟随我当医生助理，1975 年也成为总住院医生。

---

[1] Alfred Debrunner（1929 年出生）于 1970 年成为苏黎世特里利（Triemli）城市医院骨科主任。

JS：当你到达这所大学，安顿好员工和其他事物后，你的愿景是什么？你想完成什么？

MEM：我在伯尔尼意识到的第一件事就是我有可能不得不减少手术量。由于手术室的运转效率有限，限制了对病人的治疗数量。我没有意识到这是一个学术机构的文化，我难以接受，这意味着资源和人力的浪费。接下来我意识到，我需要在这个地方待上几年，直到我做出下一步的打算。从我开始工作的那天开始，院方就邀请我加入建设委员会。这是我第一次在学术机构内参加委员会的工作。我们讨论，做决定，提出建议，然后花很长时间才能发生一些改变。

我是 1967 年来到伯尔尼大学因塞尔医院的。1968 年该大学发起了教学改革。我在伯尔尼做兼职时，每年给学生讲授 180 小时的肌肉骨骼疾病方面的课程。教学改变以后，课时被压缩到 60 小时。

此时学校负责教学的是 Pauli 医生。他以前是内科总住院医生，后获得博士学位。1968 年他和其他总住院医生突然觉得他们应该成为领导。由于他来自伯尔尼本地，有一定的人脉关系，所以 Pauli 被任命为教育委员会主席。他认为骨科是一个简单的专业，教学时间甚至用不了 60 小时。我不认同每个总住院医生都当授课老师，觉得应该按能力决定谁当授课老师。我无法适应这个新的教学改革，所以求助于因塞尔医院临床医学系副主任 Fritz Leu 先生，当时的主任是 Francois Kohler 医生。

筹建默滕斯特拉斯（Murtenstrasse）35 号

> Leu 先生建议我们把资源集中起来，建立
> 一所由大学和我共享的新学院。

MEM：1968 年我将面临的困难和 Leu 先生进行了讨论。大约在 1969年初，他来看我，他说学校担心我会犯错误。我告诉 Leu 先生，我认为 Pauli医生不是很聪明，和他讨论任何事都没有意义。我和 Leu 先生分享了对教育的看法，并告诉他在我看来，我们必须做些别的事。他回答说，医院和大学已经表明，如果我们能够找到钱购买土地，建一所新大楼，我将能够做我想做的一切事情。Leu 先生建议我们把资源集中起来，建立一所由大学和我共享的新学院。

我筹集了 100 万瑞士法郎来买建筑用地。大楼的建设资金将由因塞尔医院和伯尔尼大学共同分担。校方决定 10 年内还清我的预付款，每年还 10 万法郎，外加 5% 的利息。我建议偿还期为 20 年，偿还的钱用来支付我的入住费。这意味着我在这段时间内可免费使用 4 个楼层。在我的私人基金和普罗克基金的共同帮助下，我付清了买地的钱。伯尔尼大学和医院共同出资建起了大楼，那就是默滕斯特拉斯 35 号。该建筑在 1975 年竣工。在此之前，伯尔尼大学和因塞尔医院之间的协调一直很差，现在他们有了一个共同的事业。

我记得是 1975 年 2 月首次使用这座大楼，当时我主持接待了一个来自加拿大的骨科医生小组。我们能够在医院手术室，通过视频和语音的实时传输进行手术直播，每位参观者都可以直接和术者联系。对加拿大人来说，他们从来没有见过这样的东西。

我在默滕斯特拉斯 35 号的顶层建立了私人办公室、髋部病例文档和 AO 骨折文档储存室，以及普罗克基金办公室。在同一层，我用普罗克公司捐的钱建了一个现代化的演讲室，用它进行髋部教程的讲座，这对公司是有好处的。此处的教学设备，如果不是在整个欧洲的话，至少在瑞士是最先进的，它归伯尔尼大学和我所共享。属于我的其他 3 层楼被用作生物和生物力学研究室。这些实验室的建设基金来源极为复杂。Fleisch❶ 和 Preisig❷ 医生从政府获得了一些基金。最后，我可以说默滕斯特拉斯 35 号作为我自己的大学在运营。

我在整合普罗克公司时遇到了一个问题，由于它不是一家商业公司，所以它不能成为默滕斯特拉斯 35 号的一部分。它的办公室就在距此不远的另一座楼内。那时，普罗克基金会在我妹妹的掌控之下，它的注册地点在伯尔尼附近的一个村子里。当我的办公室及实验室都搬到默滕斯特拉斯 35 号后，我将普罗克基金改名为瑞士 M. E. Müller 基金会。这是一个更复杂的组织，有自己的董事会和执行秘书，其办公室也在默滕斯特拉斯 35 号。

---

❶ Hebert Andre Fleisch（1933—2007）于 1963—1967 年任 AO 达沃斯外科实验室主任。1969—1979 年任伯尔尼大学病理生理教研室主任。1980—1983 年任伯尔尼医学院院长。

❷ Rudolf Preisig（1929—2017）是伯尔尼大学临床药理系的创建者和主任。

AO：继续发展

我们成功的另一个重要原因是将手术器械和内植物按照 5 种不同的颜色，根据各自的用途而有序摆放。

JS：AO 是如何进一步发展而风靡全球的呢？

MEM：AO 临床医院的建立是成功的关键因素之一。圣加伦医院是最大的 AO 临床医院之一，被认为是欧洲最著名的骨科和创伤医院。它不仅是病人心中的麦加圣地，也是瑞士、欧洲、北美和其他地方外科医生心中的天堂。很快，其他的 AO 临床医院也开始吸引外来的参观者，他们可以在几家医院里轮流参观，获得一个整体的概念并观察早期的治疗结果。有些医生留下来进一步进修学习，将我们的治疗方法带回各自的医院。这种开放是很新颖的，因为那时在大多数医院，外科医生们单打独斗，很少与外界交流。

我们成功的另一个重要原因是将手术器械和内植物按照 5 种不同的颜色，根据各自的用途而有序摆放。这些器械在每个 AO 临床医院都有。在那个年代，外科器械，尤其是创伤手术器械比较混乱。AO 不仅有新的治疗原则，而且有相关的内植物和手术器械，使我们的治疗理念容易被接受。

只通过 AO 培训班和讲座传播 AO 理念是不够的，我们必须有出版物。

我们的第一本《骨折内固定技术》是 1963 年用德文出版的 ❶，1965 年出版了它的英文译本。由于该书对内固定操作技术的描述过少，所以我们决定再写一本书，详细描述每一个手术步骤。第一版《AO 手册》于 1969 年以德文形式出版 ❷，该书的英译版是由 Joe Schatzker 完成的，并于 1970 年出版 ❸。他对 AO 理念的推广做出了巨大贡献，向全世界介绍了 AO 操作技术。第二版《AO 手册》1977 年以德文形式出版，其英译版也由 Schatzker 完成，并于 1979 年出版。第二版《AO 手册》虽然价格昂贵，但一共售出超过 10 万册。你能想象我们在全球取得的巨大成功。

JS：请解释一下早期 AO 成员对学会发展所做的贡献。

MEM：AO 最幸运的是它的创始人和早期成员所做的贡献。其中最重要的成员之一是 Hans Willenegger，他是 AO 成员中最资深的外科医生。在 20 世纪 60 年代，基础研究基本不为人所知，而他已率先开展了这方面的工作，因为他知道这对 AO 的发展很重要。他手下的总住院医生 Johannes Müller 是一位非常有前途的外科医生，于 1975 年成为利斯塔尔的创伤外科主任。遗憾的是他在 1983 年，50 岁刚出头时就去世了。Johannes Müller 通过组织学，详细地描述了假关节在加压状态下的愈合过程。人们一直认为这项工作归功于 Robert Schenk，其实这是不对的。Schenk 曾在美国和 Harold Frost ❹ 一起工作，他花了很长时间才弄明白假关节的愈合过程。在 AO 的早期阶段，用组

---

❶ Müller MEN, Allgöwer M. Technik der operativen Frakturen-behandlung. Heidelberg: Springer; 1963. German.

❷ Müller MEN, Bandi W, Willengger H, Allgöwer M. Manual der Osteosynthese: AO-Technik. Heidelberg: Springer; 1969. German.

❸ Müller MEN, Allgöwer M. Willenegger H. Manual of Internal Fixation: Technique Recommended by the AO-Group Swiss Association for the Study of Internal Fixation: ASIF. Heidelberg: Springer; 1970.

❹ Harold M Frost（1901—2004）是一位骨科医生，也是著名的骨生物学专家，1955 成为耶鲁大学医学院骨科助理教授。1966—1972 年，他在底特律亨利福特医院成立骨科研究所实验室并自任主任。

织学证实在加压和绝对稳定状态下假关节的愈合过程，对我来说非常重要，因为它是 AO 的原则，以前从未有人见过。我不明白为什么 Schenk 花了这么多年的时间才弄明白这个问题，我们之间确实存在摩擦。

Willenegger 的重要性在于他承担了 AO 传教士的角色。他因教书育人、诚实守信及对工作的热爱而广受国内外朋友的钦佩。他也是第一个强调文档记录重要性的人。他的记录方式与我完全不同，但他知道文档对我们的工作多么重要。

并不是我的所有同事都是瑞士人。Andrew Bassett 曾在纽约和 Stinchfield 共过事，他是一个很重要的美国同事。他在微孔实验方面的工作很有价值，还在德国人 Ilcinz Wagner 那里学到了很多东西。他第一次揭示了骨在持续压力作用下是如何反应的。Wagner 证实骨皮质在压力增加一侧变得肥厚，而对侧则发生骨吸收。他还通过组织学证实，拉力螺钉可以施加压力，骨在压力作用下不会再吸收；如果没有负载，骨质就会萎缩。我们用 Wagner 的发现来解释为什么骨质间压力可以得到保持，它为什么不会导致再吸收。几年后，Stephan Perren❶ 使用应变计和其他方法证明了这一现象。Böhler 是研究经典骨愈合过程的，他坚持认为由于骨折端发生了强制性骨再吸收，所以在骨折愈合前，骨折端发生短缩是必然的。人们经常用强制性骨再吸收的概念来反驳我们提出的在绝对稳定状态下出现原始骨愈合的概念。

原始骨愈合和继发骨愈合的概念最早是由 Willenegger 和 Allgöwer 这些普外科医生提出来的，他们对骨的特点知道的并不多。作为普外科医生，他们将软组织的愈合方式套用在了骨愈合上，并将其与皮肤的愈合方式进行比较。皮肤在有间隙时的愈合与边缘接触时的愈合是不同的。从皮肤的愈合方

---

❶ Stephan M Perren（1932 年出生）于 1967—1995 年任达沃斯 AO 研究所主任。1984 年成为 AO 基金会的创始人。他还担任 AO 技术委员会和 AO 发展指导委员会主席长达 16 年。1980 年，他成为巴塞尔大学实验外科客座教授。1982 年，成为伯尔尼大学医学院外科研究客座教授。

式推断，他们认为如果骨折片之间有间隙，则骨愈合就会存在一定的问题。当 Perren 阐明了在绝对稳定条件下的骨愈合方式时，我们不得不修正最初对原始骨愈合和继发骨愈合的认识。今天我们认识到骨愈合和骨重塑是两个完全不同的概念。在绝对稳定的状态下，骨折端虽然已经坏死，但不会被重吸收。相反，死骨会被重新塑形。在重塑过程中，哈弗斯管会从骨折的一端延伸到另一端，从而恢复骨的连续性。如果骨折块之间有间隙，那么在重塑发生之前，该间隙先通过编织骨进行愈合。在绝对稳定状态下，骨愈合是重建过程的结果，而不是我们通常所说的骨愈合。我们通常所说的骨愈合是通过骨痂形成而达到的骨愈合，这种愈合是很可靠的。

Martin Allgöwer 聪明绝顶。他能说一口流利的英语，能化解社会和政治困境，这些都很重要。他很幽默并具备文字天赋，即使是英语。在 AO 成立之初，他无疑是瑞士最受尊敬和喜爱的年轻普外科医生。他在技术上也很有天赋。虽然骨科不是他的专长，但他很快就掌握了骨折的治疗原则和各种接骨方法，并在他工作的丘尔医院全面应用，将该医院的治疗水平明显提高。

没有 Robert Schneider，AO 也许永远不会成立。他是我们组织中最认真的成员，总是提出好主意。他总是提醒我们如果从坏事中吸取教训，坏事也会变成好事。他把我介绍给 Willenegger，Willenegger 又把我介绍给 Allgöwer。Schneider 于 1958 年被选为 AO 的领导，并担任此职位长达 20 年。

JS：1960—1970 年这 10 年里，是谁操控着 AO 的发展方向？你们讨论过这些问题吗？

MEM：大主意我来拿，但我总是依靠 Schneider 将之向前推进。在做出决定之前，我总是先和 Schneider 商量，争得他的同意后，他再去做别人的工作。

JS：人事安排是如何做出的，比如如何决定让谁负责外科实验室？

MEM：第一位负责实验室的人是 Ernst Frey，他是实验室的技术员，和 Martin Allgöwer 一起工作。后来我从伯尔尼请来了一位科学家，即 Herbert Fleisch 医生，他接管了实验室的工作。后来 Martin Allgöwer 又提议由 Stephan Perren 来管理实验室。起初，看不出他有多大的才华，但他在应变测量方面的工作是有价值的，对我们后续进行的研究提供了巨大的帮助。他在研究和提供服务方面有很强的能力。他懂生物力学、机械学和计算机，最重要的是他了解如何建立研究团队，并将业界翘楚吸收进来。

JS：你和器械生产商之间的合同是谁拟定的？谁是背后的操盘手?

MEM：我有经商的天才，当然不是 Allgöwer。早期 AO 的成员很少参与商业事物。我总是和辛迪思董事长 Peter von Rechenberg 讨论有关商业方面的问题。一开始，我们很少有所谓的例会，有事就通过电话协商。后来我们每年碰两次面，一次是举办 AO 培训班时，一次是在 AO 年会。我们还利用这些机会每年举办一次滑雪比赛。此外，我们还进行一些特别的活动，比如去加拿大乘直升机进行高山滑雪。我们通过自掏腰包和图书销售来资助这些活动。在这种情况下，我们会做成许多生意。因为我们是一小团体，不存在权力斗争的问题。随着年轻一代慢慢崭露头角并开始表达自己的观点，事情变得更加复杂。1978 年 Schneider 退休了。2 年后 Bandi 也退休了。我发现自己越来越孤独，对局势的掌控也越来越弱了。

与生产厂家签订的第一份合同

> 1963 年，我们与 Synthes 和它的两个生产厂家 Straumann 和 Mathys 之间签署了第一份正式协议。

MEM：1958 年 4 月我们和 Mathys 确定的合同是口头的。直到举办第一次 AO 培训班，它一直有效。后来生产厂家 Mathys 和 Synthes 公司之间签署了一个正式协议。1960 年，当我们使用的不锈钢开始出现腐蚀问题时，我不知道该怎么办。Willenegger 建议我们和斯特劳曼（Straumann）研究所取得联系。它是位于巴塞尔的一个实验室，专门处理冶金问题。我们邀请 Fritz Straumann 来 AO 培训班当顾问，使我们有机会向他展示我们在做什么。

除了植入物金属种类的选择，还有其他问题。刚开始的时候，没有 Mathys 先生，我们简直无所适从。但他只做我们让他做的，不理解如何扩大业务。由于 AO 的成功，Mathys 无法完成订单。与斯特劳曼研究所不同，他没有必要的基础设备，也没有更多的现代化机器和更多的员工。Mathy 知道，新员工要经过 1 年才能独立工作，这就是他差点破产的原因。

斯特劳曼研究所不仅是个实验室，也制造手表的零部件。当我们问 Straumann 先生他的公司是否有兴趣生产钢板和螺钉时，他非常愿意和我们合作。当 Mathys 和 Straumann 碰面后，他们随即意识到两人需要合作，因为他们要做同样的事情。首先，他们必须就价格问题达成一致。

[这无疑是价格操纵的开始。]

1963 年，他们两家的生意都非常红火，来自世界各地的订单应接不暇。他们意识到在同一地区互相竞争是没有意义的。因此，有一天，他们坐在火车站的餐厅内，将世界划分为不同的销售区域。因为拥有自己的私人飞机，Mathys 经常飞往亚洲和非洲，所以他保留了这两个地区。他对北美不感兴趣，将它划归给 Straumann。他们都向德国供货，但就供货区域的划分达成共识。Peter von Rechenberg 告诉他们，最好在 1 周内达成协议。他们动作很快，协议迅即达成。

所有的事情最终都需要汇总到辛迪思。von Rechenberg 首先起草了协议。1963 年，我们与 Synthes 和它的两个生产厂家 Straumann 和 Mathys 之间签署了第一份正式协议。

AO 国际部的开始

1971年，我们决定创建AO国际部（AOI），
以确保在其他国家举办的课程遵循AO理念。

MEM：AO举办学术活动的数量在很多国家都在增加，许多课程的国际讲师也在增加。我们需要建立一个组织来管理教育工作。1971年，我们决定创建AO国际部（AOI），以确保在其他国家举办的课程遵循AO理念，教学过程中只使用AO的2个器械生产商提供的产品，因为他们是AO产品的独立生产商。除AO产品外，生产商不能出售其他产品，使用同样的植入物和器械是AO内部合作的基础。为了实现标准化，技术委员会（TK）拥有对产品的设计和生产权力。AO的国际讲师在讲课时必须遵循AO理念和原则，只能使用AO产品。AO国际部提供标准化的教学材料，包括幻灯片、视频等，并就教学中出现的问题进行协调。没有生产商提供的手术器械，我们就不能办好教学课程。同时，没有讲师们的支持，生产商是无法开办培训课程的。所以，我们的讲师提供教育服务，生产商提供后勤保障、手术器械和视听设备，如此，在AO国际部的协调下，才能办好一个培训课程。

1973年，Hans Willenegger决定辞去利斯塔尔的工作，逐渐转为专职的AO国际部主席。我们给了他一笔丰厚的工资，算是对他辛勤工作的回报。

商业和财政事宜

> 为了给在北美的企业注入活力，我们决定
> 成立自己的公司，即 Synthes Ltd（辛迪思有限
> 公司），来接管北美的分销业务。我们自掏腰
> 包，筹建了这家公司。

MEM：1960 年初夏，我第二次访问北美，在纽约阿斯特酒店参加
SICOT 会议。我在会上做了两个重要的发言。我还租了一个展位，来展出我
的海报。Stinchfield 教授的同事 Andrew Bassett 医生非常热情地帮我搭建了展
位。紧挨着我展位的是一家叫豪美地克（Howmedica）的公司，它主要经营
外科植入物。我不知道这家公司是干什么的，但他的销售代表很热情。有一
天，他们邀请我去听音乐会，我携夫人一起去参加了音乐会，度过了一个愉
快的夜晚。在回来的路上，我们开始谈论我的海报和我正在做的事情。他们
对我设计的一套新的接骨板和手术器械很感兴趣，表示愿意把这套器械展示
给当地的外科医生们，并希望能在北美销售这些器械。经过初步协商，我同
意给他们一套手术器械。我们商定，Howmedica 可以复制 6 份，他们将把这
些器械分发给与他们有协议的医院，让他们试用。我们同意一两年后再见面，
评估试用效果，并决定是否开展合作。Howmedica 做出了一个重要承诺：如

果出于某种原因，我们不能合作，他们会把这些器械的复制品全部销毁，而且不会复制任何器械供他们自己应用。现在回想起来，我们的确很天真，没有任何书面协议，只凭口头承诺就把事情确定下来了。

1962 年，也就是两年半之后，我又回到了美国。我利用这次来美国的机会，联系了 Howmedica，看看有无合作的机会。我和该公司负责人见面时，他解释说，尽管手术器械的使用非常成功，但由于该套器械的使用未得到相关部门的批准，他们担心使用该器械治疗骨折的医生将面临医疗事故诉讼，所以他们非常遗憾地拒绝了合作的提议。正如承诺的那样，他们将复制品全部销毁，这一点他们非常诚实。之后，我们再没联系过。现在回想起来，他们的确错过了一个千载难逢的机会和一大笔财富。

我们与北美的下一次接触是通过 Martin Allgöwer 进行的。他与 Fritz Straumann 合作，而后者的商业领域包括北美。由于我在圣加伦医院的工作很忙，在伯尔尼也有兼职，同时还要管理 AO 组织的工作，几乎没有时间关心其他事务。我非常高兴能把 AO 北美企业交到 Allgöwer 手中。我们相互信任，没有理由认为有一天我会对这个决定感到后悔。

Allgöwer 和 Straumann 在北美与销售外科植入物和设备的 Smith、Kline 和 French 公司建立了联系，它们成为 AO 器械在北美的分销商。我记得该公司的一名员工 Jim Gerry，他在 1969 年 12 月和 1970 年两次组织包机，满载北美骨科医生参加我们在达沃斯举办的 AO 课程。尽管我们花了相当大的努力在北美宣传 AO 理念，但工作进展仍然很缓慢。我们把部分原因归于器械的价格过高。为了促进销售，Smith、Kline 和 French 公司，以及 Straumann 和 Allgöwer 决定专门为北美市场制造一款小一些的器械盒，用来装钢板和手术器械，他们称之为"初学者套装"。我们原来的套装包括治疗骨折所需的所有器械，而这个小套装只包含部分手术器械。我认为失去了 5 盒器械套装的完整性是一个错误，因为尽管价格降低了，但北美市场的销售发展仍然非常缓慢，Smith、Kline 和 French 公司依然面临困难。在 20 世纪 70 年代初期，情况变得越来越糟糕，我们必须做出改变。为了给在北美的企业注入活力，我们决定成立自己的公司，即 Synthes Ltd（辛迪思有限公司），来接管北美的分销业务。我们自掏腰包，筹建了这家公司。

Synthes 有限公司

> 我很有商业头脑，知道如何赚钱，在我的
> 一生中，钱对我没什么意义。我从没有在意过
> 我是否有钱。我总是慷慨地提供经济支持。

MEM：新的 Synthes 有限公司一成立，就面临了巨大的财政困难，因为
与 Smith、Kline 和 French 公司不一样，Synthes 有限公司在北美没有销售网络。
由于销售额急剧下降，我们遭受了巨大财政损失。我们的 Synthes 有限公司
是在 Scott Kerr 指导下成立的，他曾经成功运营普罗克加拿大公司。我的髋
关节假体是由北美代理商 DePuy 公司销售的，销售状况良好，但这些髋关节
假体销售业务与 Synthes 的业务毫无关系。

很快我们就发现，我们对 Synthes 有限公司已经束手无策了。Scott Kerr
不顾我们的经济损失，要求我们注入更多的资金。他想让公司为销售人员购
买汽车。对此我无法理解，我认为销售人员应该使用出租车或火车。我记得
曾向 Joe Schatzker 抱怨过这一不合理的要求，他解释说，北美大陆土地辽阔，
汽车是销售人员的必需品。

在我们亏损的时候，负责北美业务的 Martin Allgöwer 向我提出了财政支
持的请求。我有钱，在我个人的公司，即 Protek（普罗克）公司的支持下，

我提供了 200 万美元。我没有要求任何保证，后来的事证明这是一个重大错误。我很天真，我认为和朋友打交道，各种繁文缛节，如各种保证等是不必要的。我很有商业头脑，知道如何赚钱，在我的一生中，钱对我没什么意义。我从没有在意过我是否有钱。我总是慷慨地提供经济支持。如果在美国的企业需要资金，而我又恰好有钱，我就会捐给他们。现在回想起来，我真不该那么粗心大意。

大约在同一时间，Martin Allgöwer 在北美自己买了一架飞机。他已经成为一名狂热的飞行爱好者，但驾机飞越大西洋超出了他的能力。他需要一名飞行员帮他驾机去欧洲。他结识了一个叫 Hansjörg Wyss 的瑞士人，他既是一名飞行员，也是一名工程师和商人。我记不清他们是如何认识的。Wyss 先生和 Allgöwer 驾机飞越大西洋。旅途中惊险不断，他们不止一次差点丧命。这段经历把他俩联系在一起。从那一刻起，凡事总和我商量的 Martin Allgöwer 被 Wyss 先生彻底"迷住"了。

自 1969 年，Wyss 先生一直为布鲁塞尔的一家大公司工作。由于公司内部的问题，他正在寻找另一个商业机会。从那次飞行回家后，Allgöwer 建议让他这位新朋友 Wyss 帮助我们解决北美生意上遇到的困境。

美国 Synthes 有限公司

> 1978 年，当我在技术委员会关于带锁髓内钉的争论中失败时，我意识到自己对新内植物和临床治疗的发展方向逐渐失去了影响力。

JS：你第一次遇见 Hansjörg Wyss 是在什么时候？

MEM：我是 1974 年在一次非正式会议上认识他的。我必须说明，从我们第一次见面起，我就不确定我是否能和他和睦相处，也不确定是否想和他做生意。随后几年，随着事情的发展，证明我的直觉是对的。

JS：在 Wyss 先生的帮助下，公司的生意发展得如何？

MEM：刚开始我们不得不投入更多的资金，因为公司没有足够的现金。为了迅速满足北美订单，在 Wyss 先生的建议下，我们在科罗拉多建立了一家工厂，为北美市场生产钢板等内植物。AO 产品的销售在各地都蓬勃发展，尽管 Straumann 和 Mathys 尽了很大的努力，还是难以完成北美的订单。Wyss 先生提出的组织结构的变革帮我们扭转了局面。

从 1975 年起，Allgöwer 一直在北美工作。我在伯尔尼非常忙。我把所有的精力都集中在伯尔尼和 AO 的运行上。我对这些年来发生在北美公司的事记得很少。我既没有参与它的决策，也没有研究它的业务问题。到 1980 年，我的影响力开始下降，对在北美的 AO 企业我已经没有任何发言权了。作为一项商业投资，他对我来说是一个失败，也是一个重大的经济损失。

JS：你能多告诉我们一些关于欧洲的事吗？

MEM：随着 AO 的名气越来越大，我应邀到世界各地的骨科中心参观。我去过几次法国的阿尔萨斯（Alsace）。在一次对法国斯特拉斯堡（Strasbourg）的访问中，我有机会看到 Ivan Kempf [1] 和 Arsène Grosse [2] 的作品。这两位具有创新精神的外科医生，通过在髓内钉的近端和远端钻孔，对髓内钉进行改良，使锁定螺钉能够横向穿过这些孔。以前对股骨粉碎骨折使用普通髓内钉是禁忌证，因为不可避免地要出现患肢短缩和退钉。患肢甚至不需要负重，仅靠肌肉的收缩就足以导致患肢短缩。为了解决这个问题，Kempf 和 Grosse 用改良的髓内钉治疗股骨粉碎性骨折。具体方法是在骨折牵引复位，插入髓内钉后，在髓内针的近端和远端拧入横向锁钉，你可以把它比作烤肉串。他们把所做的病例给我看，这些粉碎骨折用钢板治疗非常困难，通常需要植骨，以保证骨折愈合，而在采用带锁髓内钉治疗后，骨折愈合很快，有大量骨痂生成。这种治疗方法的优点是显而易见的。就像任何一种闭合髓内钉一样，它也属于微创手术，并且髓内钉和骨干被锁在一起，非常稳定。该手术的缺点是需要在 C 臂透视下穿入远端锁钉，他们还发明了导向器，来引导近端锁钉的插入。我立即看到了这项技术的巨大优势，并邀请他们来达沃斯向我的同事们介绍他们的工作。我也见过 Klemm [3] 和 Schellmann [4]，他们也在研究闭合锁定髓内钉技术。锁定髓内钉的想法一直悬而未决，一些研究人员正在研究不同的设计方案。

---

[1] Ivan Kempf（1928 年出生）在法国斯特拉斯堡创伤与骨科中心工作。

[2] Arsène Grosse（1938 年出生）在法国斯特拉斯堡创伤与骨科中心和 Ivan Kempf 一起工作。

[3] Klaus Klemm（1932—2000）法兰克福意外伤害医院的一名外科医生。1971 年向德国事故医学学会报告了他对 Küntscher 髓内针的技术改良。

[4] Wulf-Dieter Schellmann（1932 年出生）在德国派尼地区意外伤害医院工作。

Ivan Kempf 于 1978 年 12 月来到达沃斯做了演讲。它引发了技术委员会的热烈讨论，即是否把带锁髓内钉作为一项新的 AO 原则。我非常赞成采纳它。Stefan Perren 是我们研究所的负责人，不参与手术，他持中立原则。然而，Martin Allgöwer 和他来自巴塞尔的同事 Thomas Rüedi 和 Peter Matter 拒绝接受这个概念。来自德国图宾根的 Sigi Weller❶ 和来自圣加伦的 Hardi Weber 也拒绝这一概念。他们的决定耽误了我们的发展。AO 在髓内钉方面失去了优势，至今仍未恢复。

1978 年，当我在技术委员会关于带锁髓内钉的争论中失败时，我意识到自己对新内植物和临床治疗的发展方向逐渐失去了影响力。随着 Schneider 从瑞士 AO 和 Synthes 董事会退休，我失去了他在技术委员会和 AO 财政部门的支持。在 20 世纪 80 年代初，我失去了在北美的一笔重大投资，对北美的事务不再有影响力。除此之外，我从伯尔尼大学教授的职位上退休，这些都是我人生的重要转折点。

JS：你是 62 岁从伯尔尼大学退休的么？

MEM：是的，我是 1980 年退休的。我本可以待的时间更长一些，但我来到伯尔尼时遇到的问题仍继续存在。学校要求我花很多时间参加校务委员会的工作。作为一个大的临床科室的负责人，我的行政管理负担很重。我觉得我已经到了可以更好地利用时间的时候了。

---

❶ Siegfried Weller（1929 年出生）1969 年任图宾根意外伤害医院医学部主任。1977 年任图宾根大学医学系教授。1994—1996 年任 AO 基金会主席。

AO 基金会

的确，在 1960 年，当我贡献出我的知识产权时，我为 AO 的发展和繁荣提供了基本保证，这成为许多 AO 成员的行为准则。

JS：AO 基金会是 20 世纪 80 年代初成立的，那么它是如何成立的呢？

MEM：对 AO 来说，基金会并不是一个新概念。我们在 AO 内部已经有 3 个基金会：资料和文档基金会、AO 国际校友基金会，以及 AO 国际部本身，它们成立于 1971 年。

JS：把整个 AO 组织重组成一个基金会的主意是谁提出的呢？

MEM：这到底是谁的主意呢？我不认为只有 Martin Allgöwer 一个人有这个想法。我听人说过多次，基金会的概念如此复杂、影响深远，他自己是想象不出来的。也有人说这个计划是 Hansjörg Wyss 提出来的。我真不知道该怎么想，因为我一开始并没有参与其中。

JS：你为什么在如此重要的时刻决定放弃对 AO 的控制和指导呢？在很多担任 AO 领导职务的亲密同事退休时，该组织需要进一步的指导，你的退休对 AO 是一个损失。

MEM：从 1960 年到 1982 年的 20 多年时间里，我一直领导着 AO 的所有事务。1978 年当 Schneider 退休时，我本想放弃一切。他让我持有他的股份，但我需要他的选票来维持控制权。Schneider 还离开了他所在的医院，搬到了比尔市，建立了一个私人诊所，专做髋关节置换。后来我的朋友 Walter Bandi 也退休了。最后，我在 1974 年遇到了最严重的问题。以前几乎每天都和我讨论 AO 重大事宜的 Martin Allgöwer 不再征求我的意见，开始越来越多地向 Hansjörg Wyss 寻求帮助。从 20 世纪 80 年代初以后，AO 所有的决定都是 Allgöwer 做出的。

Allgöwer 告诉我，能请到 Wyss 先生是我们的幸事，他想象力丰富，头脑敏锐，久经商海，能为 AO 提供指导。在我看来，Wyss 先生是个非常好的商人和组织者，但我从不信任他。我觉得他从不关心别人，只关心生意，对人的处置有些随意，你只要看看在 AO 的外科明星 Dana Mears[1] 和 Mike Chapman[2] 医生身上发生的事就会明白。他们被 AO 开除了，因为他们设计了自己的器械并开始销售，这违反了 AO 的惯例。的确，在 1960 年，当我贡献出我的知识产权时，我为 AO 的发展和繁荣提供了基本保证，这成为许多 AO 成员的行为准则。然而，当 AO 组织的财政变得越来越强大时，人们不需要再严格遵守这一规则。把有才华和创造性的医生留在 AO 组织内是非常重要的，使他们能继续为研究和教学做出贡献。我们制定的规则只是个建议，但 Hansjörg Wyss 不能容忍医生们进行商业竞争。不幸的是 Martin Allgöwer 和其他人没有找到解决这一难题的方法。

我于 1980 年，在 62 岁时从伯尔尼大学退休。Allgöwer 比我大一岁。1983 年他在 65 岁时也从巴塞尔大学退休。他拼命地寻找一个有权力的职位。在同一年，Hans Willenegger 从 AO 国际部总裁职位上退休，Allgöwer 接替了这个职位。

Allgöwer 面临的最大挑战是能否任命他的徒弟 Thomas Rüedi 作为他在巴

---

[1] Dana Mears 在宾夕法尼亚的匹兹堡工作。
[2] Mike Chapman（1937 年出生）任加利福尼亚大学骨外科教授，1979—1999 年任骨外科主任。

塞尔的继承人。Thomas Rüedi 并不是唯一的候选人，另一位是 Felix Harder 医生。作为即将离任的主任，Allgöwer 有权力表明他更愿意谁当他的继承者。Allgöwer 很有信心 Thomas 将会被任命，所以他对外声称他不偏向 Thomas。他本以为他会获得选举委员会主席、骨科医生 Edwin Morscher 的支持，但 Morscher 是位道德行为的典范，秉公办事。在最后投票时，Felix Harder 当选。

这是 Allgöwer 第一次在个人和政治上的重大失误。第二次是在 Buff 医生退休，Thomas Rüedi 申请苏黎世大学教授职位时发生的。Allgöwer 全力支持 Thomas，但最后还是失败了。Allgöwer 非常失望，因为 Thomas 是一名优秀的教师，一名受人尊敬的外科医生，是著名人物，学术背景也很优秀。

1982 年在担任瑞士 AO 主席 4 年之后，Allgöwer 将这一职位交给了 Peter Matter，并于 1983 年接任 AO 国际部总裁，但他显然更关注 AO 基金会主席这个职位。

JS：你第一次听说创建 AO 基金会这一想法是什么时候呢？

MEM：直到 1982 年，我还没有从任何渠道听说有创建 AO 基金会的想法。

JS：我记得 1980 年或 1981 年初，在科罗拉多的布罗德莫尔（Broadmoor）酒店举办 AO 培训班时，听 Thomas Rüedi 和 Martin Allgöwer 讨论过这个事，但这不是一个公开的话题。

MEM：有些人可能在早些时候讨论过这个问题，但直到 1982 年我才注意到。你说在美国就有人讨论过这事，但我没有听说过。1983 年，这个想法开始成熟。1984 年初，AO 基金会（AOF）的章程被起草出来，并在同年 12 月份由创始成员签署。我强烈反对 3 家生产 AO 器械的公司，即 Mathys、Stratec❶ 和 Synthes USA 的负责人进入基金会的董事会。我认为让生产厂家的负责人进入董事会是错误的。Martin Allgöwer 说，让他们进董事会意味着生产商不会和基金会分离，但我从没听说生产商有和 AO 基金会分离的想法，

---

❶ 在 1990 年，Straumann 公司将内固定材料卖给了 Stratec 医疗器械公司，它是一个私营公司。

因为和 AO 基金会保持密切关系是他们的生命线。Allgöwer 指出生产商只有3 个席位，而医疗委员会的成员是 5 位，厂家永远是少数。如果出现僵持不下的局面，基金会的兼职主席将投下决定性的一票。以我多年与董事会打交道的经验，我知道只要有一位医疗委员会的成员投票赞成生产商们的意见，他们就会获得多数票。我认为这些生产商既有钱，又有势，对医疗委员会成员有很大的诱惑力和说服力。我还认为那些向 AO 基金会支付专利费的人，不应该在决定支付多少专利费的机构内有投票权。基于这些理由，我反对成立该基金会，直到该协议签署前的 10 天，我才不得不妥协。

我本想与该协议抗争到底，但他们请求我不要让他们在没有我的情况下签署该协议。他们几乎在哀求着，不停地说："没有你，AO 会变成什么样子呀？"由于 Martin Allgöwer 一次又一次地苦苦相劝，我最终还是屈服了。我把我在 Synthes 的所有股份，以及 Schneider 留给我的股份全部交了出来。现在回想起来，我发现同意签署这些文件是一个严重的错误。我不知道Allgöwer 对成立基金会有什么想法。他告诉我，他认为没有 Hansjörg Wyss，AO 就会分崩离析，让 Wyss 先生进入董事会，会使他在董事会处于有利地位。

我完全明白，改变是必要的，也许早就该改变了。例如，我们希望人们向 AO 捐赠他们知识产权的想法已经变得有些幼稚。Synthes 的竞争对手给富有创造力的外科医生提供了巨额奖金。AO 与该行业其他公司步调不一致。我认为产品的部分专利费应该给发明该产品的外科医生和他所在国的 AO 组织。但创建 AO 基金会，尤其是它的管理和组织结构是错误的。

从 AO 基金会董事会辞职

我没有做任何表明我将退出 AO 的事情，
但我知道我已经没有什么可留恋的了。

MEM：我和其他人很快就明白，我们在新 AO 基金会的董事会内面临着什么。从 1984 年到 1987 年，Hansjörg Wyss 使我在 AO 基金会董事会的工作变得困难而不愉快，因为我们总是意见相左。他不停地向我提出问题，导致我们激烈争论，空气中充满了火药味。到目前为止，我一直把我们的组织看成是朋友的组织，我们没有坚持所谓的严格的商业惯例。我们尽量和平相处，AO 组织兴旺发达，一切都很好。Wyss 先生和我们有着截然不同的背景，他是商业先生。

我在董事会的任职一直持续到 1987 年，直到在巴黎召开的董事会为止。就在那时，Wyss 先生公开质疑 AO 在资料收集方面的工作。他质疑它作为一项科学研究的价值，以及 AO 每年为它做的财政支出是否合理。尽管他是 AO 基金会的创始人之一，但作为产品生产商对医疗事务进行干涉，特别是对 AO 基本原则的重要组成部分的攻击，是不可容忍的。前瞻性的资料收集是为了做好临床质量控制，也是对新疗法及其安全性进行评估的一种手段，它是 AO 的一个重要的核心支柱。1958 年瑞士 AO 成立时，大家同意将很

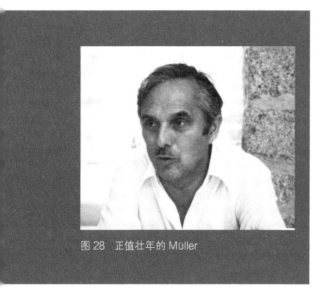

图 28　正值壮年的 Müller

大一部分财政预算用于资料收集工作。我从 1960 年就开始任资料和文档基金主席。在 1988 年的会议上，我辞去了该主席职务（图 28）。

［你很容易理解为什么当资料收集工作的重要意义受到质疑时，Müller 会变得如此沮丧。他认为资料收集对技术委员会来说是必不可少的，而技术委员会专门负责新内固定器材的研发，并为 AO 的新术式和新原则的有效性提供必要的证据。然而，Hansjörg Wyss 却认为，虽然在 AO 原则被普遍接受之前资料收集工作非常重要，但就目前看来，其工作量很大，维护起来成本过高。由于资料收集费工费时，在大多数临床中心，很多病例记录都不完整。

Müller 很难接受他所建立的，且如此重要的规章制度受到挑战。对新出现的手术方法和治疗原则他也很难接受，如相对稳定固定、桥式技术和在 X 线监测下的微创手术等。Müller 坚持认为，如果你对手术过程很熟悉，X 线监测就没有必要。他无法接受别人对他所定的规则进行改良。他以对别人的工作进行改进而颇感自豪，但涉及他自己时，情况就不一样了。］

在我辞职后，Peter Matter 接管了资料和文档基金会的工作。正如我担心的一样，情况迅速恶化。Matter 改变了一切。首先，他挑战了一个关键原则，即所有医院病例资料的收集工作必须在一个中心完成。他将病例资料的收集工作分散到各个医院。在短时间内，资料收集还比较完整，但这种情况维持不了多长时间。他还认为病例随访时间应该为 1 年，最长 3 年。Peter 的工作方法揭示了普外科医生和骨科医生治疗骨折时指导思想的不同。普外科医生主要治疗软组织创伤，术后 1 年出现的并发症和原来的手术基本无关，很可能出现了别的问题。而骨科医生需要观察更长时间，以便对手术进行评估（如截骨或全髋关节置换），决定手术方案是否需要修改。

我没有做任何表明我将退出 AO 的事情，但我知道我已经没有什么可留恋的了。内部人员知道我已打算离开。我转向了我能发挥作用的领域，比如全髋关节置换和矫形手术。在这些领域，我的影响力不亚于创伤领域。因此，我于 1989 年 1 月从 AO 董事会辞职。

出售 Protek AG

> 我非常希望普罗克继续作为一个家族企业，而不是成为一家上市公司，被迫对股东们负责。

MEM：20 世纪 60 年代是我的生活中充满压抑的一段时期。有一些业务问题需要解决。普罗克公司需要一个新的方向。在此之前，它一直是一个家族企业，但我儿子对公司的未来毫无兴趣。我的妹夫 Rolf Soiron 从 1983 到 1987 年间担任该公司的董事长。他认为公司的产品范围应该扩大，不能仅生产"M.E. Müller 原创产品"，还应生产其他内固定器材。自从公司成立以来，他还是第一次想从银行贷款，来为公司的扩张融资，甚至提议公司应该"上市"。我非常希望普罗克继续作为一个家族企业，而不是成为一家上市公司，被迫对股东们负责。1989 年，我决定把公司卖给苏尔泽公司。后来它成为苏尔泽医学公司的子公司，并在 1996 年并入苏尔泽骨科（Sulzer Orthopaedics）公司。我把出售公司的钱存入一个特别账户，这个账户归属于 Müller 基金会的名下。

JS：你为什么把这笔钱捐给你的基金会呢？

MEM：我没有把钱捐给我的基金会，而是把它存入基金会的一个特别账户。我把出售内固定器材专利得到的专利费用以支持科学研究。这些钱存放在普罗克基金会，该基金会是专为此目的而设计的。这个基金会后来成为瑞士 Müller 基金会。我觉得出售普罗克公司所得到的钱必须用在更具社会意义的地方。Protek AG 最初是由我个人投资发展起来的，但它属于瑞士和瑞士人民，属于接受和使用它的产品的人们。正是他们才使得公司繁荣昌盛，发展壮大。既然我要将该公司出售，所得的利润必须返还给人民。

JS：在你搬到伯尔尼后，你是如何继续开展髋关节置换工作的呢？

MEM：正如我所说，1961 年我在欧洲大陆进行了第一例髋关节置换术。Charnley 和我被公认为是这个领域的权威。我设计的全髋假体在市场上占很大的份额。1975 年当伯尔尼默滕斯特拉斯 35 号建成时，我把髋关节资料中心和 AO 骨折资料中心搬到了我办公室所在的同一楼层。我还进行了髋关节的生物学和生物力学研究，这些场地占据了其他 3 层楼。

1975 年在默滕斯特拉斯 35 号建成之后，我创立了伯尔尼髋部教程。我们的教学设备无与伦比，教室是欧洲最现代化的，可以对隔壁因塞尔医院进行的手术做现场直播。早在全髋关节登记制度实施之前，我就开始收集全髋置换病人的病例资料，我可以给学员们提供详细的、前瞻性的 20~30 年的病例随访资料。在 1980 年，我们通过计算机设备对这些资料实现了现代化管理，并首创国际文档评估系统（IDES）。

SICOT

> 我坚持认为 SICOT 是传播新思想和新发
> 现的重要国际组织，也是一个让我向瑞士和欧
> 洲以外的世界介绍我的新思想的重要论坛。

JS：你是 SICOT 的资深会员，对该组织支持很大，你后来又为它做了哪些工作呢？

MEM：我坚持认为 SICOT 是传播新思想和新发现的重要国际组织，也是一个让我向瑞士和欧洲以外的世界介绍我的新思想的重要论坛。1973 年，我在日本京都召开的 SICOT 大会上举办了一个关于关节内骨折的讨论会。我邀请了 Joseph Schatzker 和 Graham Allan Apley 在会上发言。Allan Apley 是来自伦敦的著名讲师和非凡的演说家，也是一位骨折非手术治疗的倡导者。尽管 Apley 旁征博引，口若悬河，但他的演讲还是没有赢得观众的支持。相反，他们被 Joseph Schatzker 和我展示的应用 AO 方法治疗复杂关节内骨折的显著效果所震撼。

1975 年我被选为出席在丹麦哥本哈根举行的 SICOT 会议的瑞士代表。从 1971 年起我就是美国髋部协会的成员。在这次会议上，我和 John Charnley 及 Frank Stinchfield 成立了国际髋部学会（图 29）。通过与施普林格（Springer

Verlag[1]）出版社的关系，我还帮助创办了 *SICOT* 杂志，因为我认识该出版社后台老板 Heinz Götze 和他的助手，即负责医学出版的 Kalow 夫人。我所做的是提供资金支持，这笔钱来自瑞士 Müller 基金会。会议即将结束时，伯尔尼传来消息，说有一个急诊病人急需手术。我急忙赶回来，给钢琴家 Maurizio Pollini 做了手术。他的颈椎发生了骨折，有导致四肢瘫痪的可能。1998 年，在庆祝我 80 岁生日时，他为我举办了一场音乐会，以表达他的感谢。

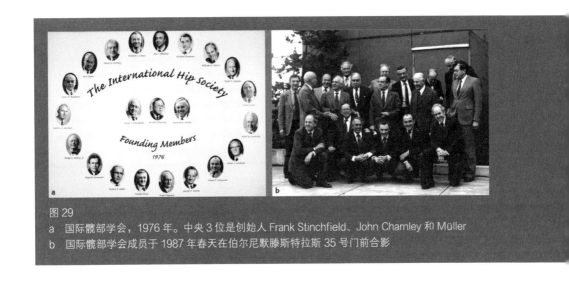

图 29
a   国际髋部学会，1976 年。中央 3 位是创始人 Frank Stinchfield、John Charnley 和 Müller
b   国际髋部学会成员于 1987 年春天在伯尔尼默滕斯特拉斯 35 号门前合影

❶   Springer Verlag 是一个德国出版公司，主要出版科学技术和医学书籍。

继续教育

这样，从诊断、分类、治疗到结果分析，完成了一个学习的循环过程，并教会我们根据循证医学制订治疗方法的重要性。

JS：你的另一个伟大贡献是对继续教育的支持。

MEM：1951 年，当我在温特图尔给外科医生们讲课时，我清楚地意识到，要想成为一名成功的教师，你必须具备学术信誉。为此，我的第一步计划是获得博士学位。当我还是总住院医生时，我就开始专注于髋关节手术，希望在这一领域有所作为。每当我介绍新的手术方法时，都要确保这些病例有详细的病历记录。我提交博士答辩的论文是股骨近端截骨的相关问题，不管是在苏黎世向观众展示的时候，还是在发表的时候，都给我带来了学术上的信誉。这本名为《股骨近端截骨术》的书获得了德国骨科学会的奖励。

我认为作为一名外科医生，手术技术必须不断进步。我在埃塞俄比亚工作期间，手术技术得到了很大提高，受到了人们的钦佩和赞扬。人们称赞说，我做手术时病人的各层组织会自动分开。我还相信，通过对病例资料的整理和分析，人们对我取得的成就会更加认可。这些原则是我不断推进继续教育的初衷。我总是说教学相长，即学习、教学和评估就像交织在一起的 3 个环，相互影响和促进（图 30）。

当我有了自己的一片天地时，先是在圣加伦，后来在伯尔尼，我可以在手术室开展继续教育。我通过电视转播，让更多的人看到我的手术。1964 年，当瑞士创伤学会在圣加伦医院开会时，我设计了一个大屏幕，使手术过程能直接投射到大屏幕上。这套系统成了 1975 年默滕斯特拉斯 35 号教室设计时的模板。它采用了最现代化的图像和通信传播技术。每位观摩者不仅能实时清晰地看到

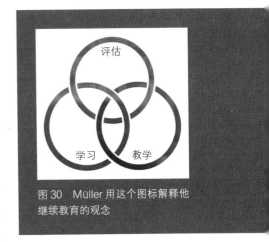

图 30　Müller 用这个图标解释他继续教育的观念

手术图像，还能与术者直接对话交流。会议主持人所要做的就是按一下开关而已。

我总是说最好的学习方法就是教学。你对别人解释一个新概念，反过来会促进你对这个概念的理解，并能促使你抓住它的本质。我还有一种天赋，甚至在听众们自己还没有意识到之前，我就知道他们想听什么和想学什么。我经常鼓励学员们自己做演讲，这样我可以判断谁会是好老师，谁更有前途。

教学设备的设计也很重要，每一件设备都有专门的用途。不但你会使用这些设备，别人也应该能熟练应用，这样的教学设备才能受到欢迎。外科医生不能只通过讲座和文献学习 AO 新技术，必须有很强的动手能力。通过在骨折模型上练习骨折复位和固定，能使他们变得心灵手巧。AO 课程的教学是循序渐进的，从操作员到演讲者，直至最后成为一名教员。

我还讲授详细的术前计划和决策的重要性，这些决策主要来源于对治疗结果和证据的分析。首先，你要确定骨折的部位，并对骨折进行分类，然后通过查阅文献制订治疗方案。最后通过仔细地随访和分析，你就能对治疗效果做出一个正确的判断。每个医生和他所在的医院能通过和其他医院进行比较，了解自身的治疗水平。这样，从诊断、分类、治疗到结果分析，完成了一个学习的循环过程，并教会我们根据循证医学制订治疗方法的重要性。

骨折的分类

长骨骨折综合分类系统首先被 AO 基金会采用，后经略做修改，又被骨科创伤学会（OTA）采用，称为北美 AO/OTA 分类。

JS： 我记得 1980 年的一个阳光明媚的夏日，我在默滕斯特拉斯 35 号拜访你时，发现你被装满穿孔卡片的盒子包围着，这些卡片是你多年来收集的骨折病人的病历资料吗？

MEM： 现在我从教学和行政管理的职位退休了，我有时间专注于一个对我来说一直很重要的项目，即包括所有骨折的综合分类系统。我从未放弃过这项工作。我在 20 世纪 60 年代中期就意识到骨折分类系统的重要性，并尝试将股骨远端骨折分成 A、B、C 3 型。在我担任教授期间，我要求所有医生助理和总住院医生收集各种长骨骨折的病例资料，然后让他们按照 A、B、C 骨折严重程度逐渐递增的顺序将骨折进行分类。例如，我将肱骨近端骨折的病例交给住院医生 Roland Jakob[1]，他的观察结果为这种复杂骨折的分类做

---

[1] Roland P Jakob，1995—2007 年任弗里堡医院骨科总住院医师。

出了重要贡献。

JS：在你的分类中，你似乎对数字 3 很着迷。

MEM：是的，数字 3 一直让我很着迷。在我的分类系统中，每一个长骨都分 3 段，每段有 3 种骨折类型，分别标记为 A、B、C。每一型骨折又分为了 3 个亚型。这不是一项简单的工作，我用了 7 年时间写完《AO 骨折分类》一书 ❶，它于 1987 年由我和 Serge Nazarian❷ 共同署名出版。然而，这本书的出版并不意味着骨折分类工作已经完成，还有许多悬而未决的问题有待解决。我和 SICOT 资料收集和分类委员会以及 Joe Schatzker 密切合作，他为这项工作的完成做出了重大贡献。他将本书由法语译成英语，并帮助我们整合了一些新概念，后来他也成了本书的作者之一 ❸。

JS：你还记得 1978 年在巴登（Baden）召开的那次会议吗？我是 SICOT 资料收集和评价问题主席特设委员会成员。你我一直在纠结"粉碎"（communinuted）这个词。

MEM：我相信任何根据骨折形态进行分类的系统必将失败，骨折的类型取决于受伤机制。每一种骨折都有其特点，但这并不是说某一类型的骨折看起来都一样。

这就是为什么我一直坚持，不能依靠骨折形态而是应以骨折的本质来诊断骨折。粉碎性骨折是指骨折有 2 个以上的骨折块，除此之外，没有任何其他的意义。有必要找到一种概念或表达方式，不需要借助影像学的帮助，就可以确定骨折的本质特征。一旦这成为可能，你就可以打电话给你同事，告诉他你在 X 线片上看到了什么，而不必让同事也看 X 线片。计算骨折块的数量没有什么意义。经过长时间的摸索和讨论，我们提出了一个概念，骨折要

---

❶ Müller ME, Nazarian S. Classification AO des fractures. Paris: Springer; 1987. French.

❷ Serge Nazarian 是马赛医院创伤和脊柱外科主任。

❸ Müller ME, Koch P, Nazarian S, Schatzker J. The Comprehensive Classification of Fractures of Long Bones. Berlin: Springer; 1990.

么是简单骨折（有 2 个主骨折块），要么是复杂骨折（multifragmentary）。
而复杂骨折一词需要进一步定义，这样才容易理解。复杂骨折又分为 B 型和
C 型。B 型骨折是指在复位后，两主要骨折块之间仍有接触。在长骨它主要
是指楔形骨折，楔形骨块的数量可以是一个，也可以是多个。其形态可以是
螺旋形，也可以是三角形。本型骨折的本质是复位后两主要骨折块之间存在
接触，而不是骨折块的数量。两主要骨折块的接触有利于复位，并有利于判
断长骨的长度、旋转和力线是否恢复。C 型骨折是指复位后主要骨折块之间
没有接触。由于长度、旋转和力线的恢复程度难以判断，所以这类骨折的治
疗比较困难。复杂骨折根据受伤机制和骨折类型又分为螺旋型、节段型和不
规则型。现在我们有办法对骨折的形态进行交流了。为了确定术语的含义，
我们发布了一个术语表。为了便于分类，我们开发了一个二元问题系统。如
果能正确回答那些问题，你就可以抓住骨折的特性和本质。

这项研究的最终成果是在 1990 年出版了《长骨骨折综合分类》一书。由
于现代数据库是计算机管理的，所以我们设计了一个由数字和字母组成的编
码系统来代表各种骨折。这样做是为了方便数字输入和检索。每一个长骨都
用一个数字表示，并分为近、中、远 3 个节段，且分别用数字 1、2、3 表示。
因此肱骨近端记为 1.1，肱骨干部位为 1.2。骨折类型用字母 A、B、C 表示。
因此，肱骨近端简单骨折为 1.1 A。这套系统是为计算机输入而设计的，而不
是为了语言交流。外科医生可能发现将它用作口头交流很不方便，它的确不
是做这方面用的。

长骨骨折综合分类系统首先被 AO 基金会采用，后经略做修改，又被骨
科创伤学会（OTA）采用，称为北美 AO/OTA 分类。作为一个综合的分类系
统，它有较高的组内和组间一致性。自那以后，几乎所有的主流期刊都选择
它作为骨折的分类系统。Orozco 教授和他的同事在《长骨骨折内固定图谱》❶
中对所有骨折类型，包括组和亚组进行了验证，证明它们确实存在。

---

❶ Orozco R, Sales JM, Videla M. Atlas of Internal Fixation of
Fractures of Long Bones. Berlin: Springer; 2000.

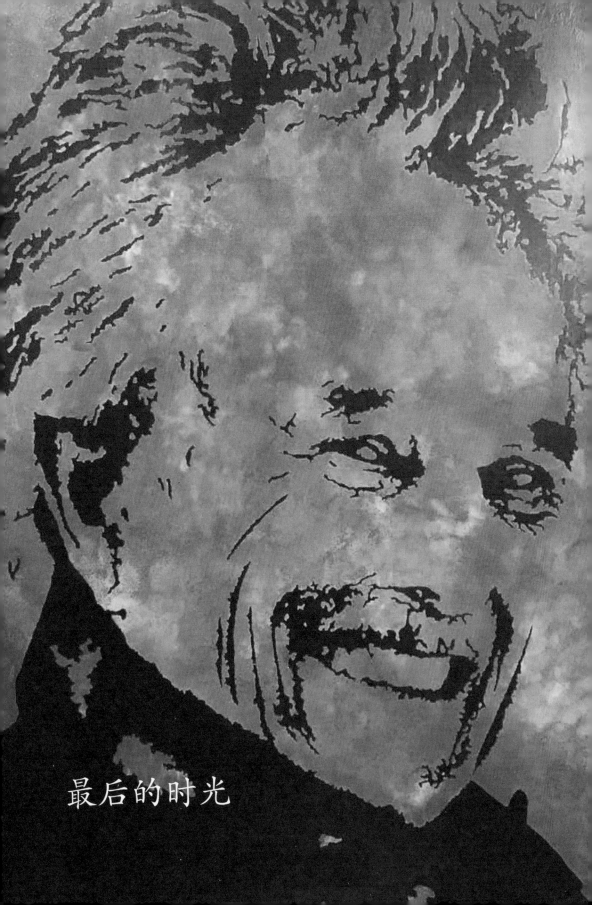

最后的时光

最后的时光

> Müller 先生慷慨大方，朋友甚至陌生人几乎总是可以得到他的支持。他知道钱的价值，但从未想过要富有。

在 Müller 的一生中，无论参与什么事，他总是充满好奇，精力充沛并乐此不疲。他是一位滑雪爱好者和旅行家。他不仅喜欢他的工作，而且喜欢参加社交活动。在 80 多岁时，他开始出现健康问题。1993 年，Müller 在担任的 SICOT 资料收集和评估执行委员会主席任期结束时，在他位于比尔湖岸边的美丽而宽敞的家中举行了招待会，款待委员会成员，然后大家在附近一家宾馆吃了晚饭。晚会在深夜结束，Müller 独自一人开车回家。可能是因为打了个盹，汽车最后撞在了墙上。他的腰椎发生了骨折，骨折虽然稳定，但疼痛仍然很明显。他不得不卧床休息，并发现强迫自己卧床休息并不是一件容易的事。

还有一次，他滑雪时受了伤，腘绳肌拉伤得很严重。他不知道自己的骨盆有 Paget 病（畸形骨炎），他的坐骨结节发生病理性撕脱骨折且移位很明显。手术固定不幸失败，而且还出现了坐骨神经支配区的疼痛。身体虽然还硬朗，但烧灼性的神经疼痛折磨了他好几个月。在药物的帮助下，最终得以康复。

这次事件之后，当在达沃斯举办 AO 培训班时，85 岁的 Müller 完全恢复了。当 Müller 在达沃斯滑雪场结冰的跑道上滑雪时，他感到非常兴奋。

当年他得的最重的一场病是带状疱疹。当典型的疱疹逐渐消退，并最终消失后，剧烈的疼痛并没有减轻，疼痛持续了好几个月，使他坐卧不宁，心身遭受了极大的痛苦。两三年后，病情才逐渐好转。

随着年龄的增长，虽然 Müller 的体力和精神没有衰退，但他还是逐渐停止了繁忙的临床工作。他的学生 Diego Fernandez[1] 逐渐接管了他私人诊所的工作。但每当遇到病人年龄较大，翻修又比较困难的手术时，他总是忍不住刷手上台，以确保手术顺利完成。然而，随着时间的推移，他不再参与困难的手术，最终也不再刷手上台了。他仍然坚持出门诊且时间排得很满。我是于 2000 年 12 月开始为本书的撰写做录制采访的，最后一次采访是于 2004 年夏天在他位于伯尔尼的办公室进行的。

在 86 岁的时候，Müller 每周大部分时间仍在他的办公室工作。在最后一次采访时，他抱怨说他的视力逐渐下降，晚上开车变得越来越困难。那次采访的时间并不短，持续了一整天。我们通常两三天为一个录制单元。Müller 仍然精力充沛，只是在午餐后小憩 20 分钟，又精神抖擞地继续干下去。在最后一次采访结束时，他承认在下午晚些时候开始感到疲倦。

Müller 一生都努力地在工作和家庭之间寻找平衡。他是一名狂热的登山和滑雪爱好者，从参军时起就有专业证书。他最初教 3 个孩子登山和滑雪，后来他们都成了滑雪教练，最终孙辈儿们也从事了这个职业。他的家庭成员关系密切（图 31a）。随着年龄的增长，他有了更多空闲时间，夏天徒步旅行和在森林小屋度假的时间也更长了。Müller 从不孤独，有时和大家庭在一起，有时单独和女儿 Janine 及女婿 Ueli Aebi 在一起（图 31b）。

随着 Müller 年龄的增长，这个世界把一个又一个的奖项授予他。他至少

---

[1] Diego Fernandez 于 1978—1982 年在伯尔尼大学骨外科做医生。1983—1992 年，在瑞士阿劳（Aarau）医院任创伤科主任。1991 年成为伯尔尼大学副教授，并在伯尔尼林登霍夫医院工作。

拥有 12 个大学的荣誉博士头衔。在 70 岁的时候，他与他的两位同事 Martin Allgöwer 和 Hans Willenegger 共同分享了瑞士内固定研究学会的杰出贡献奖。Müller 84 岁时，在 2002 年圣地亚哥举行的 SICOT 会议上，被授予"世纪最佳骨科医生"的称号（图 32）。

　　Müller 先生慷慨大方，朋友甚至陌生人几乎总是可以得到他的支持。他知道钱的价值，但从未想过要富有。他愿意花最后几法郎给妻子买花。从一些生意往来中，他也知道金钱的邪恶。他利用 Müller 基金会来支持瑞士国内外的学术事业。他在西班牙建立了一个女儿基金会，由 R Orozco 教授领导。

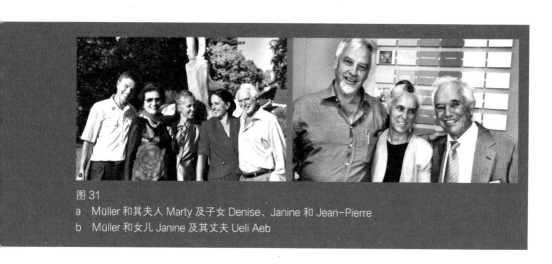

图 31

a　Müller 和其夫人 Marty 及子女 Denise、Janine 和 Jean-Pierre

b　Müller 和女儿 Janine 及其丈夫 Ueli Aeb

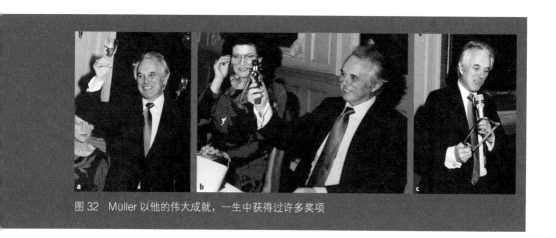

图 32　Müller 以他的伟大成就，一生中获得过许多奖项

他还在北美建立了 Müller 基金会，由 Schatzker 教授担任领导 20 多年。他确保女儿基金会有足够的资金支持学术项目。北美 Müller 基金会成立于 1984 年，至今仍然为北美和欧洲年轻有为的外科医生提供教育机会。他还在几所大学和机构建立了讲座项目。

· 1981 年，他在伯尔尼大学开设了生物力学讲座，Stephan Perren 医生任首任教授。
· 1986 年，他在巴塞尔大学开设了结构生物学课程，首任的两位教授分别是 Ueli Aebi 和 Andreas Engel。
· 1988 年，他出资在哈佛大学医学院开设了骨科课程，首任教授为 Wilson C Hayes。
· 1990 年，他在加拿大蒙特利尔的麦吉尔大学医学院开设骨科讲座，首任教授为 Carroll Laurin 医生。
· 1992 年，他在多伦多大学设立了骨折分类与资料收集项目，负责人为 Joseph Schatzker 医生。

Müller 的慷慨超出了医学范围。1967 年，他们家在伯尔尼附近建房子时，他带我去看了他家以北的一大片土地，它归 Martha Müller 基金会所有。他梦想着有一天能目睹一个"设计完美的社区"在这里建成。这个项目花了很多年才得以实现。20 世纪 80 年代初，一些住宅楼拔地而起。另一些建筑也将在未来跟进。几年后，一个机会出现了，Müller 出资给伯尔尼市建了一个宏伟的文化纪念碑。

1998 年 3 月 28 日，当 Müller 庆祝他 80 岁生日时，伯尔尼艺术博物馆举行了盛大的庆祝活动。这两件事纯属巧合。但就在这个时候，Marty 和 Müller 夫妇听说伯尔尼打算另建一座博物馆来展出瑞士画家 Paul Klee 的作品。由于缺乏资金，该项目被迫搁浅。Müller 从未向我吐露过他对绘画感兴趣，而 Marty 喜欢的是古典音乐。但他们听说这个项目被搁置后，便迅速做出了决定。他们向伯尔尼市捐赠土地，并出资修建了这座博物馆。捐出的这部分

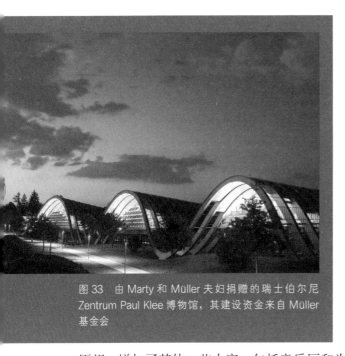

土地属于 Martha Müller 基金会，本打算是用来建社区的。建设博物馆的资金来自普罗克公司的销售利润。Müller 认为这样做是把他挣的钱还给了人民。

今 天，Zentrum Paul Klee 艺术博物馆（图 33）是 Marty 和 Müller 慈善事业永久性的文化见证，它是著名建筑师 Renzo Piano 设计的。该博物馆除了展出 Paul Klee 的艺术作品外，还按照 Müller 家族的

图 33 由 Marty 和 Müller 夫妇捐赠的瑞士伯尔尼 Zentrum Paul Klee 博物馆，其建设资金来自 Müller 基金会

愿望，增加了其他一些内容，包括音乐厅和为儿童和年轻人教授艺术的学校。

2008 年，瑞士 AO 庆祝成立 50 周年，庆祝活动在比尔湖畔的精英酒店举行。Müller 和其直系亲属、兄弟姐妹、朋友和同事都受到了邀请。为纪念 1958 年 11 月 6 日 AO 在瑞士的成立，在酒店举行了纪念牌匾的揭幕仪式。这是 Müller 最后一次出席官方仪式。他看起来有些消极，那双炯炯有神、一向热情而专注的蓝眼睛，不停地四处张望。他显得有些茫然，似乎不知道发生了什么事，很难认出他的朋友和同事。看到这位伟人的精神和体力逐渐衰退，我们心里都非常难受。

2009 年 5 月 10 日，Müller 平静地离开了人世。葬礼在伯尔尼大教堂举行。教堂内坐满了达官显贵、全球骨科界的领袖、他的家人和朋友，他们向这位毕生致力于探索骨折和髋关节疾病的本质并致力于改善其治疗方法的人表达敬意。他的工作使全世界数百万病人减轻了痛苦。

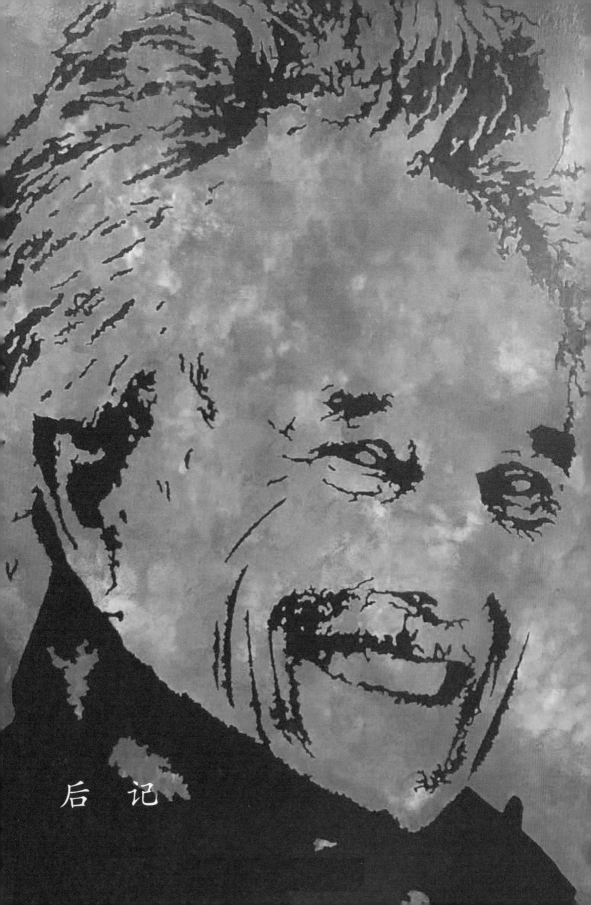

后　记

Müller 的成就

他凡事都追求卓越，最重要的是，他是一名理想主义者，致力于造福人类。虽然他承认在人生的不同阶段都有贵人相助，但他的职业生涯是经过仔细规划的。

目前，在世界范围内，手术治疗已成为骨折的标准治疗方法，髋关节置换对减轻关节炎所致的疼痛和功能障碍有着至关重要的作用。这两项技术对挽救病人的生命、恢复患肢功能，以及改善老年人生活质量有着深远的社会影响。Müller 是这两项技术的主要推动者。在 20 世纪 50~70 年代这 20 年间，他创立了骨折的治疗原则，推出了一整套的骨折治疗方法，同时和 John Charnley 一起成为引领全髋关节置换发展的先驱。

和所有伟大的外科发明家一样，Müller 是一位一丝不苟的研究人员和杰出的技术人员。他在组织教学和传播其治疗理念方面有着非凡的能力。他组建了一个有奉献精神的专业团队，并最终发展成为一个具有国际影响力的组织，即瑞士 AO 和 AO 国际组织。Müller 的成就来自他非凡的才能，他是一个有远见卓识的人。他能看到自己的目标并有实施计划，所做出的每一件事都经过缜密的筹划和组织。他是一个完美主义者，不断寻找机会改进技术和发明新器械。他不放过任何机会。他是一名企业家，愿意为实现目标而承担一定的风险。他凡事都追求卓越，最重要的是，他是一名理想主义者，致力于造福人类。虽然他承认在人生的不同阶段都有贵人相助，但他的职业生涯是经过仔细规划的。一旦他决定成为一名骨科医生，他就决心创造新方法，使病人的治疗效果得到改进。如果前进的道路上有障碍，他会转向另一条道路，并最终实现自己的目标。他在职业生涯的早期就了解到，学术机构充斥着保守思想，不接受创新。他还发现，这些学术机构可以在许多阶段阻碍外科医生的职业道路。如果他发现自己的道路受阻，他就会把劣势变成机遇。

当他在巴尔格瑞斯特医院完成住院医生培训，发现自己无法在这家医院继续工作后，很快就在埃塞俄比亚找到了工作。他在当地原始的医疗条件下，学会了如何快速、高效和从容不迫地进行手术，练就了非凡的手术技巧。当Müller知道他难于在瑞士规模最大、最负盛名的巴尔格瑞斯特医院继续工作时，便决定多充实自己，以确保自己在下次面试时不会被拒绝，所以他决定去欧洲游学，遍访同行中的大咖，以学到最新的理念和技术。他的足迹踏遍欧洲水平最高、病人数量最多的医院。这次旅行中的所见所闻，大大地激发了他的想象力。在荷兰拜访 Van Nes 时，他学会了如何组建一间手术室，还明白了研究的重要性，以及自己设计手术器械的优势。对 Danis 的短暂访问使他认识到，加压是绝对稳定的基础，而绝对稳定固定能使患肢迅速恢复功能，术后不再需要石膏固定。他还看到了 Danis 为实现绝对稳定固定而设计的钢板和螺钉。

Müller 对事物有观察和改进的能力，他认为 Danis 之所以没能将自己的思想和理念传播出去，是因为他总是一个人工作，没有形成团队，也没有精力进行基础研究和资料收集工作。许多医生都曾拜访过 Danis，但只有 Müller 扎扎实实地将 Danis 的接骨理念进行调整、完善并广泛传播。这些理念包括：

· 自己设计器械，方便特殊手术之用
· 自己设计内固定钢板，按自己的思路进行手术
· 制定一套自己的手术原则

· 搜集资料，为治疗提供证据
· 用研究来支持治疗原则
· 培养自己的团队，建立一个学派
· 为研究寻找资金来源

　　在遍访欧洲同行高手后，Müller 发现他回巴尔格瑞斯特工作的道路仍然受阻，所以他到弗里堡工作了 1 年。在这段工作期间，他在 75 例胫骨骨折病人的治疗过程中尝试了新的治疗理念。虽然当时对新的治疗方法的审查不像今天这么严格，但实施新的治疗方法仍然需要勇气。根据这些结果，他制定了自己的骨折手术治疗原则。

· 微创手术，保留骨的活力，因为只有活骨才能愈合
· 骨折解剖复位，恢复正常功能所需的形态
· 绝对稳定固定，保持骨的形态，确保骨折愈合和康复期间无疼痛
· 术后立即开始患肢活动

　　Müller 非常重视文献收集工作。在准备博士论文期间，他用画图的方式将 Legg-Perthes 病患儿的髋关节 X 线片记录下来。这种简单的图像记录方式使他能对病例进行快速分析，并为他用图示法进行术前计划打下了基础。在总结骨折的手术治疗原则时，Müller 意识到必须有充足的证据来证实骨折的手术治疗优于传统的保守治疗。详细的资料收集为他提供了很多有用的证据。每一个病例在治疗期间，以及术后 6 周、12 周、26 周和 52 周随访时，都有详细的记录，并把缩小的 X 线片作为图像记录资料。为确保资料记录的准确和有序，Müller 设计了一个特殊的表格：A 代表入院时情况，B 代表随访，C 代表并发症。病人的信息记录在打孔卡片上以便分类，卡片上贴上病人缩小的 X 线片。当时还没有其他医生以这种图像和前瞻性的方式记录自己的工作。
　　在瑞士 AO 成立的早期，Müller 激进的手术方法对瑞士创伤和骨科医生是一个挑战，他们威胁要指控 Müller 和他的同事玩忽职守。然而，根据自己

收集的资料，Müller 无可争辩地证明了他的治疗方法的优越性。

Müller 认为对收集来的资料要进行分类，以前的分类方法是按解剖部位进行的。他试图建立一个适用于全身所有部位骨折的分类方法。分类的原则是确定损伤的严重程度和治疗的关键点，并评估预后。他建立了一个基于三进制的分类系统，该系统被他在 SICOT 分类委员会工作的同事认可和接受。具体地说，他将每一个长骨分为 3 部分，每一部分按照损伤严重程度递增的顺序分为 A、B、C 3 型，每一型又分为多个亚型。有 2 个骨块的骨折称为简单骨折，有多个骨块的骨折又分为 2 种，一种是楔形骨折，即复位后两主要骨折块可相互接触；另一种是粉碎骨折，即复位后，主要骨折块之间没有接触。这种三进制的分类，不仅适用于骨干部分，也适用于关节部位的分类。作为第一个建立资料分类收集并应用数据和图像对治疗结果进行评估的人，他无疑是循证医学的先驱。

当 Müller 1950 年拜访 Danis 时，他了解到无论是 Danis 本人还是拜访过他的医生，都没有对 Danis 的骨折治疗理论进行过宣传，这一点使他很惊讶。1951 年，当他在弗里堡建立了自己的骨折治疗原则时，他很清醒地意识到，仅凭当时的一己之力很难说服外科界采用这些原则。为了传播他的理论，他做了仔细的评估和计划。

Müller 意识到，要想在学术上获得同行的认可，学术信誉是必不可少的。他先获得了普外科的医师资格，然后又获得骨科的医师资格。在职业生涯的早期，他就给同事们举办研讨会和讲座。1957 年，他的博士论文《股骨近端截骨术》以图书的形式出版，这是他众多著作中的第一本。Müller 也明白，凭他一个人的力量，无法打破当时欧洲大学权威教授们普遍具有的缓慢而保守的思维模式。为了建立新的骨折治疗学派，他需要建立一个支持者团队。他在非大学附属的地方医院的首席外科医生中寻找同盟者。在组建这个团队的过程中，Müller 认识到，成员之间的相互信任是最关键的，而这种信任关系只能建立在共同的背景上，如来自同一个州，具有相同的教养、教育经历、体育精神，甚至曾在同一个学生会供职，如果他们是"伯尔尼人"那就最好了。

Müller 很清楚，他的治疗理念不仅要在课堂上宣讲，而且还要在实际操作中练习。在 1960 年 12 月第一期 AO 培训班上，他开创了新颖的动手操作教学方法，即学员们亲自动手，用钢板和手术器械在模拟骨折模型上练习骨折固定。这种教学方法目前已被全世界所采纳。Müller 认为教育是 AO 组织成功的四大支柱（教育、资料收集、研究和器械研发）之一，它是信息传播的工具，确保学员对治疗理念的理解，而其本身并不是一门学科。

Müller 对医院和手术室的设计及手术器械的改进也很感兴趣。在圣加伦医院他设计了一套管理系统，可以最大限度地利用手术室，每年可进行 900 台手术。在拜访 Van Nes 和 Danis 之后，他看到了自行设计手术器械的重要性，开始改良和设计了许多内固定钢板和手术器械。1957—1960 年，他在苏黎世一所繁忙的私人医院工作，并不停地在瑞士国内外各地做手术。1958 年，他和器械制造商 Robert Mathys 合作设计并制造了全套的 AO 器械，包括新的内固定钢板和手术器械。这些器械装在 5 个不同颜色的盒子里，每个盒子里的器械都有不同的用途。他知道，只有当这些新的手术器械取代了杂乱的旧器械时，才能证明他的发明创造得到了认可。而在当时的手术室，不同制造商生产的内固定器材混杂在一起，在尺寸和材料上根本不匹配。

Müller 和 Robert Mathys 的合作是外科医生和器械生产厂商之间互动的典范。1960 年，Müller 设计了一个权益均衡的商业模式，既照顾生产商，如 Mathys、Straumann 和后来的 Synthes USA 的利益，也兼顾医生们的权益。医生们的主要责任是设计手术器械，制订使用方法和评估它的安全性。在合作的前 20 年，这种模式运行得很好。为了确保器械的销售利润不会落入任何 AO 医生的私人腰包，Müller 代表 AO 作为许可方和代表被允可方的生产商之间起草了一份协议。生产厂商根据销售额的一定比例支付专利使用费，以换取使用外科医生的知识产权和 AO 商标的权利。所有的收入都存放在统一的账户里，用于支持实验研究、产品研发和教育等方面。由于资金的使用由 AO 组织自己决定，所以早期的 AO 组织是完全独立的。为了从生产商那里得到专利使用费，AO 需要有自己的知识产权，而所有的器械专利都在 Müller 一人手中，因此他将个人所拥的价值几百万美元的专利全部贡献给了瑞士 AO 组织。他的这种行为为 AO 组织的医生们树立了一个行为准则。

　　Müller 早期的成就既没有得到学术界的认可，也没有得到学术界的帮助，他是靠自己的工作，靠和大学医院以外的同事们和实业家的合作而取得的。当他的成就被认可后，被伯尔尼大学任命为骨科教授。当他看到大学医院推行低效的工作方式时，立即采取反制措施。当他提出要像圣加伦医院那样高效管理和利用手术室的建议被拒绝后，他感到非常沮丧。随后 Müller 将大部分的手术转移到林登霍夫医院，这是位于伯尔尼的一所私人医院，在那里他可以随意使用手术室。

　　由于不满校方对其教学计划的干涉，加之不愿意在学校学术委员会浪费很多时间，Müller 创立了一所自己的大学。通过把钱借给伯尔尼大学，建起了一所新大楼，即默滕斯特拉斯 35 号，他在这座大楼里建立了自己的研究基地，直到退休。

　　Müller 的声望给他带来了财富。他了解商业和金融，但将赚来的钱用于支持研究和进行教育培训。他还建立基金，在大学开设讲座和研究项目。AO 组织的资金来源于生产商生产内固定钢板和手术器械时所付的专利费。他自行设计的髋关节假体的销售利润存入 Müller 基金会，用来支持研究、资料收集和教育。当他卖掉专门销售髋关节假体的普罗克公司后，将所得的钱存入他的基金中，并许诺将来回馈给瑞士人民。他在晚年用这笔钱在伯尔尼资助建造了 Zentrum Paul Klee 艺术博物馆。

Müller 的国际影响力

Müller 作为 AO 组织的创始人，点燃了外科领域这场革命的星星之火，最终席卷了整个骨科界。

Müller 的记忆力直到老年都保持得很敏锐而清晰。他清楚地记得他和同事们对骨折的手术治疗和髋关节功能重建所做的贡献。他讲述的那些故事是令人信服的。当然，Müller 是从他的角度来讲述这些故事的。他无法说明在瑞士之外的外科界的风云变化是如何被引发的。幸运的是，从 1965 开始我就和 AO 有了密切接触，仔细观察了它的发展过程，我想补充一些外科界是如何看待 Müller 创建的革命性新理论和新技术的。

1965 年，Müller 访问多伦多时我首次遇见了他，遇见他让我们感到既兴奋又疑惑。有些医生专门前往瑞士拜访他，或到其他 AO 中心拜访他的同事，但他们反馈的结果好坏参半。Müller 魔术般的技术使人惊叹，但大部分人通过短时间的参观访问很难完全掌握所有的治疗原则和手术细节。比如，有些到过瑞士的医生坚持认为固定胫骨的钢板应放在内侧；而另外一些人由于偶尔见过钢板放了胫骨外侧，则坚持认为钢板应放在外侧。

Müller 非常清楚，外科医生不仅要理解治疗原则，而且对新技术要亲自实践。从一开始，AO 培训班就开设实际操作课程，率先在尸体上开展骨折模型内固定的教学实践。

1968 年，我在多伦多举办了第一届北美 AO 培训班，听众主要是住院医生。由于人数较少，该课程几乎没有产生什么影响。瑞士 AO 于 1969 年和 1972 年在加拿大温尼伯举办了 2 次 AO 培训班，讲师大部分是瑞士人，除他们之外，还包括美国来的 Howard Rosen 和我。20 世纪 70 年代早期，AO 在美国的太阳谷举办了一次培训班，讲师大部分也是瑞士人，来自北美的讲师人数仍然很少。

虽然瑞士 AO 在北美和欧洲举办了一些培训课程，对外科医生也产生了一定的影响，但很少有人愿意应用这种新方法。由于距离较近，语言沟通也较容易，所以 AO 理论在欧洲推广得要快一些。

AO 的星星之火在德国、奥地利、意大利、西班牙和法国逐渐燃烧起来。一些年轻医生准备冒险按 AO 原则进行手术，成为 AO 学派的践行者。尽管如此，虽然在达沃斯和瑞士之外举办的 AO 培训班参加的学员人数不少，但除瑞士几家和 AO 关系密切的医院和瑞士德语区的少数医生外，AO 理念在德国、奥地利和北美的发展还是较缓慢的。

1967 年，我有幸跟随 Müller 教授学习。我们几乎每天都见面，在他的指导下，我将德文版的《AO 手册》译成英文，并于 1970 年出版。这本手册将 AO 理念和治疗方法传播的范围明显扩大。该书的销售达数万册。

1968 年回国后，我成了 AO 理论积极的倡导者。幸运的是，已故著名的脊柱外科专家 Ian Macnab 当时是我的顶头上司，他全力支持我将 AO 理论向世界范围推广。但也提醒我注意风险，不要把自己赔进去。如果 AO 理论最终失败了，我的职业生涯也就到此结束了。我经常在北美讲授 AO 理论和技术。课堂上都是上了年纪的保守派外科医生，弄得我常常觉得自己像个宫廷小丑。但每当讲课结束，我周围总是围绕着一群年轻医生问这问那，这让我觉得我的话被听进了那些决定未来的医生的耳朵里。1971 年，我受美国骨科医师学会教学课程主席的邀请，在每年一度的年会上主持了稳定内固定方法的课程，该课程持续时间超过 25 年。在第一年的讲座上，我被嘲笑和起哄，但随着时间的推移，我们的观念被逐渐接受。随着越来越多的 AO 先驱在北美发表演讲、开设教学课程，并与 Augusto Sarmiento 等著名的保守治疗专家进行公开辩论，潮流开始慢慢转向，接受 AO 理论的人逐渐增多，我们在当地、国内和国际上的影响力也越来越大。一个重要的进展是在欧洲和北美成立的一些大型创伤中心，他们发现 AO 原则是有效的。多发伤病人的治疗是一个挑战，病人需要早期活动并采取半卧位，这样有利于挽救生命。要达到这个目的，四肢骨折的内固定成了必不可少的治疗步骤。由于这些创伤中心病人较多，使进行前瞻性研究成为可能。

随着国外 AO 成员的不断增多，AO 理论的传播范围也越来越大。如果没有广泛的国际支持，AO 组织可能面临失败。瑞士病人的数量并不多，无法进行前瞻性研究，而这种研究对 AO 理论的发展是非常重要的。年轻医生的想象力除了瑞士大师们良好的治疗效果激发外，还要靠北美和欧洲创伤中心工作的 AO 先驱们对他们的言传身教。

早期的 AO 原则是由 Müller 和同事们制订的，其更多的是基于经验而不是循证医学的证据。当时人们认为任何移位的关节和长骨骨折都应立即进行手术治疗。

但是，这种认为应该在肿胀开始之前进行骨折手术固定的观点是十分荒谬的，经常导致严重的手术并发症。随着时间的推移，我们逐渐认识到，骨折发生后，骨质不是唯一受损的组织，其周围的软组织也会同时受损，而恰恰是软组织的损伤程度决定了手术时机和固定方法。临时固定、延期手术才是安全的，因为临时固定可使软组织在终极治疗之前得到恢复。

在 AO 发展早期，人们认为所有的骨折都需要早期进行内固定。认为只有进行绝对稳定固定，实现骨折 I 期愈合，才能取得良好的治疗效果，这些观点导致了很多失误。尽管有这些早期的失误，骨折手术治疗的总体效果仍是好的，以至于骨科界不得不承认这个无可争议的事实，即对移位的关节内骨折和主要长骨的骨折采取保守治疗的时代一去不复返了。这个新的、不断发展的治疗方法已经客观存在，并将成为全世界公认的标准外科治疗方法。

Müller 进行的基础研究，使我们更好地理解了骨折稳定固定和愈合之间的关系。我们开始明白治疗关节内骨折和长骨骨折时，在生物学和生物力学方面的要求是不一样的。通过应变实验，Stephan Perren 颠覆了只有通过断端短缩才能实现骨愈合的错误理念。他还解释了为什么骨折端的加压能够得以保持。他通过静脉注射给活骨染色，并结合未脱钙骨的切片和对钢板下骨的研究，使我们了解到在绝对稳定条件下，骨愈合是如何进行的。我们认识到内固定并没有改变骨的愈合方式，骨痂对骨愈合是有益的。在绝对稳定条件下，骨折端发生重塑，新的哈弗斯系统从骨折两端相互交叉跨过骨折线，将骨折块"焊接"起来。皮质骨通过骨痂形式而愈合，松质骨通过相互接触而愈合。

带锁髓内钉的出现改变了早期的手术治疗观念。我们开始区别绝对稳定和相对稳定，以及它们各自在骨折愈合中的作用。通过这些观察结果产生了桥式钢板的概念。大部分骨折是在相对稳定的条件下通过骨痂形成而愈合的，只有关节内骨折和简单骨折需要绝对稳定固定。根据所要达到的稳定程度的不同，暴露方式也不同。绝对稳定固定需要直接切开复位，而相对稳定固定需要间接复位，不干扰骨折端的血运。更详细的细节只能查阅手术教程了。

这些细节标志着在人类历史上，第一次开始在原则指导下治疗骨折，而不是专家意见。骨折的手术治疗成为一门在各种规则指导下的学科。人们对教学越来越感兴趣。如果医生能够发现问题，做出正确的诊断，他就能根据治疗原则选择正确的治疗方案。AO原则来源于对自然规律的发现，对骨折的治疗有重大的指导意义。随着内固定器材的不断改进，骨折的固定越来越可靠了，但它并没有改变骨折愈合的规律。

AO原则主要是用来指导如何正确使用内固定，而内固定本身只是实现治疗原则的手段。AO组织的一个突出特点是不断加深对骨折愈合内在规律的理解，使骨折的治疗方法不断改进。我们是一群志同道合的外科医生，对治疗方法进行改进使我们陶醉和鼓舞。研究人员和临床医生之间的合作使我们感觉到，我们不仅能治疗病人，而且还能为治疗手段的进步做出贡献。AO组织是由外科医生、研究人员和器械制造商组成的精英社团，其成员都为自身的加入而感到自豪。这种自豪感和归属感是如此的强烈，以至于有人把它比作宗教狂热。Müller 作为 AO 组织的创始人,点燃了外科领域这场革命的星星之火,最终席卷了整个骨科界。通过各种方式的教学,我们传播了 AO 原则和治疗方法,帮助外科医生们扩大了视野,降低了犯错的风险。随着接受 AO 培训的外科医生数量不断增加,AO 组织已经成为一个全球性的学术团体。

发现骨折新的治疗原则和方法变得越来越困难了。我相信我们已经学会了所有的骨折固定方法。我们过去研究骨折是"如何"愈合的,而现在我们必须了解骨折"为什么"会愈合。"因为它骨折了,所以要愈合"的说法过于肤浅。我们必须发现启动骨折愈合过程的刺激因子和信息传递系统,了解这复杂过程是如何调控的。研究骨折愈合的启动过程需要采用过去 60 年我们闻所未闻的新方法。不能依靠力学和生物力学研究,必须集中在分子水平来发现骨折愈合的奥秘。

Joseph Schatzker 简介

Schatzker 教授具有撰写 Maurice E Müller 传记的天然优势。1965—2005 年，他一直和 Müller 教授密切合作。

　　Joseph Schatzker 毕业于多伦多大学，并在 Ted Dewar 教授指导下进行了骨科住院医生培训。1952 年，他的学士学位毕业论文被多伦多大学授予新星奖，并被加拿大骨科学会授予 Samson 奖。1966—1967 年跟随 Dewar 教授学习 1 年后，在 McLaughlin 基金资助下，访问了欧洲几个骨科中心，并跟随瑞典哥本哈根解剖学家、接骨之父 Per-Ingvar 医生、瑞士的 Maurice E Müller 教授和苏格兰爱丁堡的 Douglas Saville 先生进行了更长时间的深入学习。

　　1968—1985 年，在多伦多韦尔斯利（Wellesley）医院工作期间，Schatzker 教授发表了第一篇关于椎管狭窄的文章。他还发表了关于齿状突血液循环方面开创性研究的文章，并提出了齿状突骨折新的分类方法。除了普通骨科和脊柱外科的工作外，他还负责指导创伤和动物实验方面的工作。他和已故的 Geoffrey Sumner-Smith DVM 教授合作，开展了内固定的力学特性，以及骨对关节置换后磨损颗粒的反应方面的研究，发表了关于螺钉把持力、骨对运动的反应、张力带固定下的生物力学和组织特性等意义深远的文章。他还发表了一篇关于聚乙烯磨损颗粒导致假膜形成和骨溶解的早期论文。

1974 年，Schatzker 教授通过临床病例分析，创建了胫骨平台骨折的分型。由于在循证医学和骨折分类方面的杰出工作，使他成为 SICOT 主席团成员。1990 年和 Maurice E Müller 教授合作出版了《长骨骨折的综合分类》一书。

Schatzker 投入了大量时间对教师进行培训。他曾连续 25 年在全美骨科医师学会举办关于骨折内固定的教程。1968 年，他在北美举办了第一届 AO 培训班，该课程是为多伦多的骨科住院医生举办的。从 1967 年以来，他一直是达沃斯每年一度的 AO 培训课程的教员，并作为教员参加了在世界五大洲举办的无数 AO 课程。由于对教学的兴趣，他和已故的 Liam Murphy 和 Jim Kellam 一起，对早期 AO 课程进行重新设计，引入了模块化的教学模式。从 1997 年到 2013 年，他全面主导了 AO 在波兰的教育培训。获得了波兰骨科和创伤学会颁发的 Gruca 和 Mikulicz 奖及雅盖隆（Jagiellonian）大学的荣誉博士学位。他发表了许多论文，并和他的同事 Marvin Tile 医生一起合著了《骨折手术治疗原理》[1] 这一畅销书。他将第一、二版《AO 手册》由德文译成英文，并将《骨折手术治疗原理》译成了波兰文。

Schatzker 教授具有撰写 Maurice E Müller 传记的天然优势。1965—2005 年，他一直和 Müller 教授密切合作。在 Müller 教授指导下，不仅从 1959 年开始一起在达沃斯举办 AO 课程，而且后来在伯尔尼一起举办全髋关节置换课程。1972 年，他成为为数极少的非瑞士籍瑞士 AO 成员。1984—2009 年，Schatzker 教授任北美 M.E. Müller 基金会主席。在 Müller 教授领导下，连续 6 年担任 SICOT 评估、文献收集和分类委员会成员。1992 年任多伦多大学文献与评估 Müller 研究项目主任。

2000—2004 年，Schatzker 教授对 Müller 教授进行了 150 多个小时的采访。这本传记是根据这些采访中收集的信息以及他与 Müller 教授多年的合作经历写成的。刚开始，他是 Müller 的学生，后来他们成为学术伙伴和亲密的朋友。

Joseph Schatzker 入选了加拿大名人录。

---

[1] Schatzker Joseph, Tile Marvin. The Rationale of Operative Fracture Care. Heidelberg: Springer; 1987.